LOS NUTRIÓLOGOS Y LA CONSULTA PRIVADA

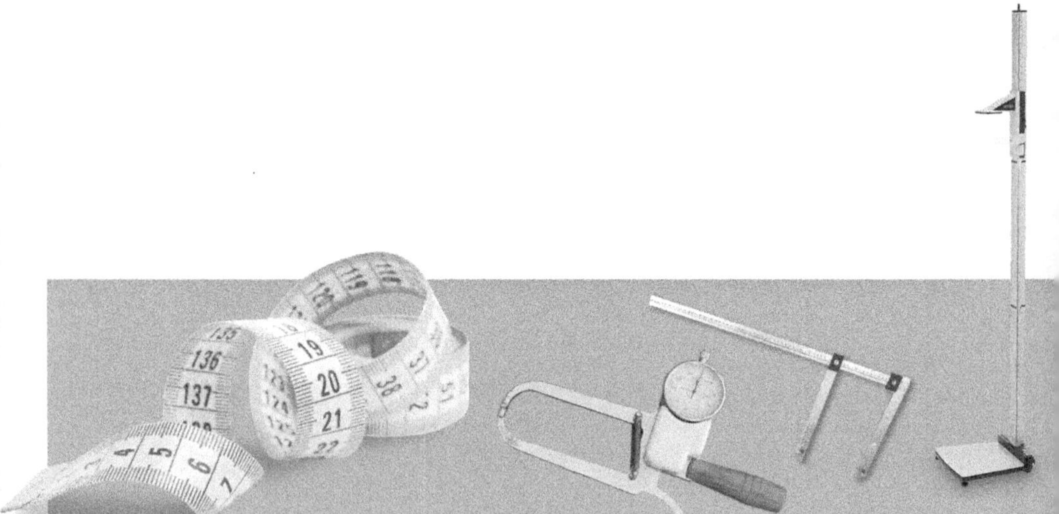

LOS NUTRIÓLOGOS Y LA CONSULTA PRIVADA

Asociación Mexicana de Miembros de
Facultades y Escuelas de Nutrición

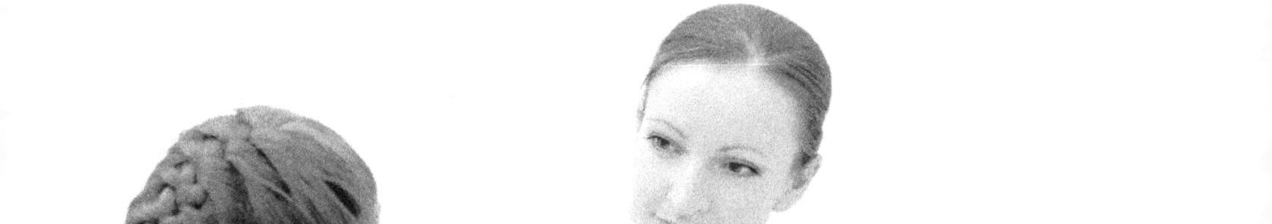

AMMFEN
Asociación Mexicana de
Miembros de Facultades y
Escuelas de Nutrición, A.C.

EDITORIAL
TRILLAS
México, Argentina, España,
Colombia, Puerto Rico, Venezuela
®

Catalogación en la fuente

Asociación Mexicana de Miembros de Facultades y Escuelas de Nutrición (AMMFEN)
Los nutriólogos y la consulta privada. -- México : Trillas,
160 p. : il. ; 23 cm.
Bibliografía: p. 157-160
Incluye índices
ISBN 978-607-17-2097-9

1. Nutrición. 2. Medicina como profesión. I. t.

D- 613.2092'A824n LC- R690'A8.5

División Administrativa,
Av. Río Churubusco 385,
Col. Gral. Pedro María Anaya,
C. P. 03340, México, D. F.
Tel. 56884233
FAX 56041364
churubusco@trillas.mx

División Logística,
Calzada de la Viga 1132,
C. P. 09439, México, D. F.
Tel. 56330995, FAX 56330870
laviga@trillas.mx

Tienda en línea
www.etrillas.mx

Miembro de la Cámara Nacional de la Industria Editorial
Reg. núm. 158

Prólogo

México atraviesa por una profunda transición demográfica y epidemiológica. Como resultado del éxito en la prevención y el control de enfermedades trasmisibles, particularmente de aquellas que se previenen mediante la vacunación, la población mexicana ha visto incrementada su esperanza de vida.

A consecuencia del envejecimiento de la población y factores múltiples como el sedentarismo y la dieta inapropiada, hoy se enfrenta como principal reto de salud pública el incremento sin precedentes de sobrepeso, obesidad y enfermedades crónicas no trasmisibles como la diabetes. En ese sentido, la Estrategia Nacional para la Prevención y el Control del Sobrepeso, la Obesidad y la Diabetes plantea, como una de las acciones centrales, la promoción de la alimentación correcta de la población. Ello, considerando la paradoja de que en México, junto con la obesidad, coexisten mexicanos en situación de pobreza alimentaria. Se busca, por tanto, integrar acciones contundentes enfocadas a mejorar la calidad de vida de la población, a través de una nutrición óptima.

Sin duda, para lograr que dichas acciones logren efectos duraderos, se debe valorar no sólo el papel del profesional de la nutrición y la currícula actual en materia de nutrición dentro de la enseñanza superior, sino también el campo laboral y educativo que se ofrece a los especialistas egresados en esta disciplina.

Entre los factores que aseguran y definen la salud de las personas, es indispensable mencionar a la nutrición como uno de los determinantes más importantes de una buena salud.[1] México enfrenta actualmente uno de

[1] World Health Organization, *Obesity: preventing and managing the global epidemic* (núm. 894), World Health Organization, 2000.

los mayores retos relacionados con estilos de vida y hábitos alimentarios: la epidemia de sobrepeso, obesidad y diabetes. Se sabe que hoy este país ocupa el primer lugar en obesidad infantil y el segundo lugar en obesidad adulta;[2] se estima también que más de 90% de los casos de diabetes mellitus tipo 2 son consecuencia del sobrepeso y la obesidad. Irónicamente, en México se vive la otra cara de la moneda: la desnutrición, con datos que indican que hasta 1.5 millones de infantes padecen desnutrición crónica.[3] Esta evidencia es alarmante, no sólo por los efectos negativos a largo y a corto plazos en el desarrollo y bienestar de infantes y adultos, sino también por su impacto en el desarrollo económico del país, debido a la merma en productividad que tienen como consecuencia estas enfermedades.

Para observar detalladamente el campo de la nutrición en México y sus complejos matices, se deben tomar en cuenta distintos enfoques, los cuales se incluyen en esta obra: en principio, es vital conocer el panorama epidemiológico de obesidad y sobrepeso y su relación con una nutrición deficiente, después hacer un análisis sobre la presencia de la nutrición como opción profesional en los programas educativos ofrecidos en México, así como conocer los valores, las habilidades y el nivel de especialización que requiere la práctica profesional de la nutrición en los sectores privado y público.

Parte de los esfuerzos que llevan a cabo las instituciones del Sistema Nacional de Salud para resolver los problemas nutricionales involucran el monitoreo de los hábitos alimentarios y la utilización de la evidencia para planear estrategias que aseguren a la población una nutrición integral y óptima, que permita empoderar a las personas en el autocuidado de su salud, a través de herramientas de promoción de la salud y prevención, que son compatibles con la ciencia de la nutrición.

En este contexto, los nutriólogos adquieren su más importante función: hacer de la nutrición adecuada una motivación intrínseca para que las personas alcancen un estado de salud integral. Las estrategias que se describen en este libro son acciones fundamentales, que dejan claro el papel que tiene México como una sociedad responsable y activa en el tema de nutrición individual y comunitaria, así como en el campo preventivo, educativo y laboral.

Los nutriólogos y la consulta privada es también un análisis exhaustivo, que muestra el panorama educativo y laboral actual que sostiene la práctica del nutriólogo en México. Las líneas de este libro derivan en una revaloración del estudio y la práctica de la nutrición en el campo de la salud. La identidad profesional del nutriólogo debe regirse por los valores fundamentales del

[2] Barrera-Cruz, A., A. Rodríguez-González y M. A. Molina-Ayala, "Escenario actual de la obesidad en México", *Rev. Med. Inst. Mex. Seguro Social*, **51(3)**, 292-299, 2013.

[3] Encuesta Nacional de Salud y Nutrición 2012, México.

derecho al acceso a la salud con que cuentan todas las personas; igualmente, los valores de la práctica libre del nutriólogo deben estar alineados con las necesidades actuales de atención que demanda la población.

El esfuerzo de investigación compilado en esta obra realiza un excelente análisis crítico sobre los retos y oportunidades para los nutriólogos a nivel privado, sin dejar de lado su integración con las estrategias públicas que se implementan hoy. También describe, entre otras estrategias de enorme impacto, la Estrategia Nacional para la Prevención y el Control del Sobrepeso, la Obesidad y la Diabetes, como uno de los ejemplos de éxito sobre trabajo intersectorial, en el que se da valor al capital humano de calidad que aborda a la nutrición desde nuevos enfoques (políticas públicas, atención médica, salud pública) sin excluir a la identidad cultural de los mexicanos.

Hago la invitación entusiasta a reflexionar, durante la lectura de esta obra, sobre el avance que han logrado las instituciones educativas que hoy imparten programas de nutrición tan diversos, como las necesidades mismas de la población.

Espero que el lector se involucre en el contexto social y educativo que define el rol del nutriólogo en el mantenimiento de la salud y, también, comprenda la importancia de seguir apoyando proyectos de investigación como el que se presenta en esta obra, los cuales permiten entender mejor el campo de la enseñanza en nutrición y su profesionalización como uno de los pilares de la nueva salud pública interdisciplinaria, con una fundamentación ética sólida, participativa y capaz de enfrentar los retos sanitarios actuales de México.

Dra. Mercedes Juan López
Secretaria de Salud

Autores

Samuel Coronel Núñez
Universidad Autónoma Metropolitana

Rafael Díaz García
Universidad Autónoma Metropolitana

Ligia Araceli Barragán Lizama
Universidad Juárez Autónoma de Tabasco

Marcela Romero Zepeda
Universidad Autónoma de Querétaro

María Eugenia Alonso Ramírez
Universidad Autónoma de Chihuahua

Reyna María Cruz Bojórquez
Universidad Autónoma de Yucatán

Verónica Ramírez Badia
Escuela de Dietética y Nutrición del ISSSTE

Rey Gutiérrez Tolentino
Universidad Autónoma Metropolitana

Ignacio Méndez Ramírez
Universidad Nacional Autónoma de México

Luis Ricardo González Franco
Universidad Anáhuac Mayab

Gloria Luz Noriega Riande
Universidad Veracruzana, Campus Veracruz

Rebeca Monroy Torres
Universidad de Guanajuato

Amanda Peña Irecta
Universidad Autónoma del Estado de Hidalgo

Irma Patricia Polanco Medina
Universidad Veracruzana, Campus Xalapa

Guillermina Juárez Villalobos
Universidad Autónoma de Nuevo León

Nora Violeta Vargas Garmelo
Universidad Autónoma de Tlaxcala

Rocío Angélica Salinas Osornio
Universidad del Valle de Atemajac

Alpha Berenice Medellín Guerrero
Universidad Autónoma de Nuevo León

Colaboradores

María Teresa Leticia Guel Serna
Universidad Autónoma de Aguascalientes

Gabriel Medrano Donlucas
Universidad Autónoma de Ciudad Juárez

Nely Isabel Cruz Serrano
Universidad de Ciencias y Artes de Chiapas

Beatriz Eugenia Abundis Vargas
Universidad Iberoamericana Puebla

Eva Glenda Korzi Caballero
Universidad de Guadalajara, Centro Universitario de Ciencias de la Salud

Berenice Sánchez Caballero
Universidad de Guadalajara, Centro Universitario del Sur

Jalil López Orozco
Instituto Politécnico Nacional

Italibi Hernández Díaz
Instituto Politécnico Nacional

MIEMBROS DEL CONSEJO DE GOBIERNO DE LA AMMFEN

1. Amanda Peña Irecta
2. Jessica Hernández Casar
3. Ana María Durán Ibarra
4. José Luis Castillo Hernández
5. Bárbara Vizmanos Lamotte
6. Beatriz Eugenia Abundis Vargas
7. Laura Barrón Ávila
8. Berenice Sánchez Caballero
9. María Teresa Leticia Guel Serna
10. Cecilia Salgado Gómez
11. Leyna Priscila López Torres
12. Citlali Gurrola Oliveros
13. Lidia Araceli Rodríguez Pérez
14. Claudia Eneida Díaz Torres
15. Ligia Araceli Barragán Lizama
16. Claudia Martínez Núñez
17. Lizbeth Arguelles Martínez
18. Dixia Patricia Ramírez Vega
19. Loredana Tavano Colaizzi
20. Edith Yolanda Romero Hernández
21. Lucila Hernández Mollinedo
22. Elizabeth Elton Puente
23. Luisa Liliane Maza Rodríguez
24. Elvira Sáenz López
25. Luz Elena Pale Montero
26. Erika Judith López Zúñiga

27. Luz Elvia Vera Becerra
28. Fabiola Vargas Castillo
29. Magaly Burgos de Santiago
30. Felipe Amador Flores Serrano
31. Margarita Cervantes Rodríguez
32. Gabriel Medrano Donlucas
33. María Antonieta Cadena Roa
34. Héctor Leyva Rabago
35. María de Jesús Franco Gómez
36. Héctor Manuel García Fernández Guado
37. María del Lourdes Malpica Carlín
38. Hilda Irene Novelo Huerta
39. María Elena Coronel Olivo
40. Imelda García Argueta
41. María Teresa Pérez Piñón
42. Italibi Hernández Díaz
43. María Virginia Tijerina Walls
44. Jalil López Orozco
45. Martha Eugenia Barrera Bustillos
46. Jannelly Gómez Rodríguez
47. Martha Gabriela Campos Mondragón
48. Rebeca Monroy Torres

Miembros del Consejo de Gobierno de la Asociación Mexicana de Miembros de Facultades y Escuelas de Nutrición (AMMFEN), durante la realización del proyecto.

COMITÉ EJECUTIVO DE LA AMMFEN 2012-2014

JOSÉ LUIS CASTILLO HERNÁNDEZ
Presidente

JANNELLY GÓMEZ RODRÍGUEZ
Vicepresidente

MARÍA TERESA LETICIA GUEL SERNA
Secretaria

MARÍA DEL ROSARIO RIVERA BARRAGÁN
Tesorera

COMITÉ EJECUTIVO DE LA AMMFEN 2010-2012

Luz Elena Pale Montero
Presidenta

José Luis Castillo Hernández
Vicepresidente

Felipe Amador Flores Serrano
Secretario

Verónica Ramírez Badia
Tesorera

INSTITUCIONES PARTICIPANTES

Escuela de Dietética y Nutrición del ISSSTE
Instituto Politécnico Nacional
Universidad Anáhuac Mayab
Universidad Autónoma de Aguascalientes
Universidad Autónoma de Chihuahua
Universidad Autónoma de Ciudad Juárez
Universidad Autónoma de Nuevo León
Universidad Autónoma de Querétaro
Universidad Autónoma de Tlaxcala
Universidad Autónoma de Yucatán
Universidad Autónoma del Estado de Hidalgo
Universidad Autónoma del Estado de México, Centro Universitario Amecameca
Universidad Autónoma Metropolitana, Unidad Xochimilco
Universidad de Ciencias y Artes de Chiapas
Universidad de Guadalajara, Centro Universitario de Ciencias de la Salud
Universidad de Guadalajara, Centro Universitario del Sur
Universidad de Guanajuato
Universidad del Valle de Atemajac
Universidad Iberoamericana Puebla
Universidad Juárez Autónoma de Tabasco
Universidad Veracruzana, Campus Xalapa
Universidad Veracruzana, Campus Veracruz

ÍNDICE DE CONTENIDO

INTRODUCCIÓN

Indudablemente, uno de los retos más importantes que tendrá que enfrentar la profesión de la nutrición en México está relacionado con el empleo de sus egresados: hasta el año 2000 se tenían identificadas 31 instituciones educativas que ofrecían la licenciatura en México y actualmente existen más de 200 instituciones.

En cuanto al perfil epidemiológico, se enfrentan problemas importantes tanto de desnutrición como de sobrepeso, obesidad y enfermedades no trasmisibles (ENT) y aunque los problemas de sobrepeso y obesidad cuantitativamente son mayores que los de desnutrición, no se debe perder de vista que estos últimos se presentan con mayor frecuencia en la población rural y generalmente son consecuencia de la injusticia social.

Con respecto a la desnutrición, en la Encuesta Nacional de Salud y Nutrición (ENSANUT) 2012 se señala lo siguiente:

> La desnutrición crónica (baja talla para la edad) disminuyó a la mitad de la encontrada en 1998. A pesar de esta tendencia sostenida de disminución en la prevalencia de desnutrición crónica, actualmente casi 14 de 100 preescolares tienen baja talla para la edad, indicador de desnutrición crónica, lo que representa casi 1.5 millones de menores de 5 años. Estas altas prevalencias son de gran trascendencia, dados los efectos adversos de la desnutrición crónica en la morbilidad, mortalidad y el desarrollo psicomotor del niño y en el desempeño intelectual y físico del escolar, el adolescente y el adulto, lo que se traduce en desventajas de por vida en el desarrollo de capacidades.

En relación con los problemas de sobrepeso, obesidad y ENT, la Secretaria de Salud, doctora Mercedes Juan López, en la presentación de la Estrategia Nacional para la Prevención y Control del Sobrepeso, Obesidad y Diabetes, expresó lo siguiente:

Por su magnitud, frecuencia, ritmo de crecimiento y las presiones que ejercen sobre el Sistema Nacional de Salud, el sobrepeso, la obesidad y las enfermedades no trasmisibles (ENT), y de manera particular la diabetes mellitus tipo 2 (DM2), representan una emergencia sanitaria, además de que afectan de manera importante la productividad de las empresas, el desempeño escolar y nuestro desarrollo económico como país. Estamos frente a una situación crítica que, de no ser atendida en el corto y mediano plazos, puede comprometer nuestra viabilidad como nación.

Los egresos hospitalarios por enfermedades no trasmisibles representan 43.5 %. Con respecto a este indicador se puede observar cómo las enfermedades cardiovasculares, las cerebrales, así como la hipertensión arterial ocupan el primer lugar entre los egresos hospitalarios, y son la segunda causa de muerte dentro del grupo. La diabetes mellitus tipo 2 ocupa el sexto lugar dentro del mismo grupo. La mortalidad hospitalaria por enfermedades no trasmisibles representa 73 % del total de muertes.

Esta situación nos impone retos de carácter ineludible. Uno de ellos, y quizá el más importante dentro de nuestro actual contexto, implica cambiar el enfoque curativo de la atención, hacia el fortalecimiento de un modelo de prevención de enfermedades y de promoción de la salud, con el fin de disminuir la carga de las enfermedades no trasmisibles que afectan el bienestar de la población, y que representan un grave riesgo para la sustentabilidad financiera del Sistema Nacional de Salud.

El panorama de la nutrición, muestra claramente la importancia del profesional de la nutrición. Actualmente, la nutrición está pasando al primer plano como un determinante importante de enfermedades, que puede ser modificado. Los nutriólogos son los profesionales de la salud, en los cuales recae una fundamental responsabilidad; la de prevenir apoyando la educación para la salud, ofreciendo tratamientos adecuados y oportunos para cada situación fisiológica y evitando sus complicaciones.

De acuerdo con la magnitud de los problemas que representa la desnutrición, el sobrepeso, la obesidad y las ENT, es conveniente que muchos nutriólogos trabajen en grupos de población y a nivel preventivo; sin embargo, esto no ha sucedido, de acuerdo con los resultados del estudio nacional de egresados realizado por la Asociación Mexicana de Miembros de Facultades y Escuelas de Nutrición, A. C. (AMMFEN) en el año 2006, en el que se muestra que 59 % de los egresados se ubicó en el campo profesional de la Nutrición Clínica y solamente 7.5 % en el campo de la Nutrición Poblacional. En el estudio mencionado se señalan como posibles factores para esta situación: la escasa contratación de egresados por las instituciones públicas y los bajos salarios que se ofrecen en este campo profesional, además del reducido interés de los nutriólogos para trabajar en este campo.

Durante los primeros 20 años siguientes a que se instauró en México la licenciatura en nutrición, era poco frecuente encontrar consultorios privados atendidos por nutriólogos. La gran mayoría se desempeñaba en instituciones públicas o privadas; hoy se puede afirmar, con base en los resultados obtenidos en los dos estudios de egresados realizados por la AMMFEN, que uno de los cambios más importantes en la evolución del campo laboral de la licenciatura en nutrición es, sin duda alguna, el gran incremento en el ejercicio libre de la profesión.

En el último estudio nacional de egresados antes mencionado más de la tercera parte de ellos reportó trabajar en la consulta privada, aunque la mayor parte lo hacía como trabajo secundario. El 14% manifestó realizar esta actividad como empleo principal, lo que representó uno de los cambios más importantes en el mercado laboral si se considera que en el primer estudio nacional de egresados realizado por la AMMFEN en 1996 solamente 1% reportó hacerlo, probablemente esta fuente de empleo siga creciendo de manera importante en los próximos años.

El trabajo que realizan los nutriólogos en la consulta privada es de importancia para contribuir a resolver los problemas de nutrición, particularmente de sobrepeso y obesidad, aunque los beneficios alcanzan solamente a un sector limitado de la población.

La AMMFEN ha realizado un esfuerzo importante para lograr una mayor comprensión del mercado laboral de los licenciados en nutrición y promover una mejor relación entre la formación de recursos humanos y la práctica profesional; así, en 1996 publicó el libro *Los nutriólogos en México. Estudio nacional de egresados*; en 2006, *Los nutriólogos en México. Un estudio de mercado laboral*; en 2010, *Los empleadores de los nutriólogos en México*; en 2012, *Modelo de formación nacional del licenciado en Nutrición*. En 2010 inició la investigación denominada "Los nutriólogos y la consulta privada en México", que se presenta en este libro.

El capítulo 1 de esta obra se refiere a la situación de salud y nutrición de la población mexicana, lo que es fundamental para valorar la incorporación de los egresados en el mercado laboral. En el capítulo 2, correspondiente a la formación de los nutriólogos, se destacan las primeras escuelas que ofrecieron la licenciatura en nutrición y el año de inicio, el número de alumnos y la cantidad acumulada de egresados y titulados por escuela correspondientes a 2009 y 2013, de las 33 escuelas que conforman la AMMFEN; además, se hacen comentarios sobre el exagerado crecimiento de las nuevas escuelas que ofrecen la licenciatura.

En el capítulo 3 correspondiente, a educación y mercado laboral, se mencionan las principales características de las diferentes teorías sobre la relación, educación-mercado de trabajo. En el capítulo 4 se incluyen aspectos de la ética en el quehacer del nutriólogo, aspectos legales de la práctica profesional del nutriólogo y los requisitos para la consulta.

En el capítulo 5 se describe la metodología en las que se señalan las características de la muestra, el proceso del diseño del cuestionario, la aplicación del mismo y el análisis de datos. En el capítulo 6 se presentan los resultados que se incluyen en cuatro apartados: *a*) datos generales y formación profesional; *b*) aspectos relacionados con la consulta privada; *c*) aspectos relacionados con el consultorio, y *d*) resultados adicionales.

Finalmente se incluyen las conclusiones y recomendaciones que hicieron los 310 entrevistados en la investigación "Los nutriólogos y la consulta privada en México", en la que participaron 22 instituciones educativas afiliadas a la AMMFEN.

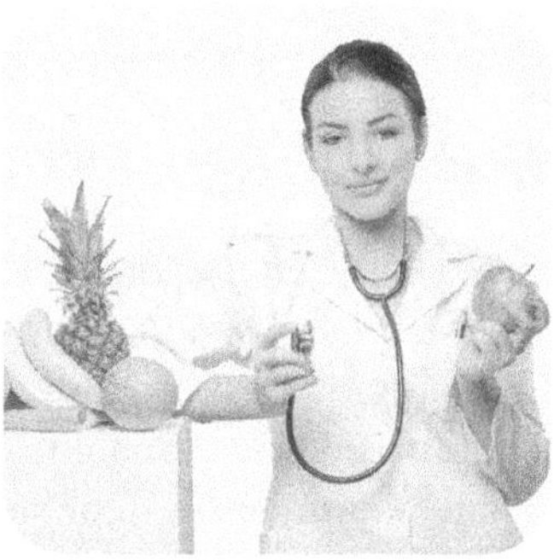

CAPÍTULO

1

LA SALUD EN MÉXICO EN RELACIÓN CON LA NUTRICIÓN

OBJETIVOS DE DESARROLLO DEL MILENIO

De acuerdo con la Organización Mundial de la Salud (OMS) ha pasado más de una década desde que se aprobaron los Objetivos de Desarrollo del Milenio (ODM) y las metas que los acompañan y durante ese tiempo se ha avanzado sustancialmente en la reducción de la mortalidad materno-infantil, la mejora de la nutrición, la disminución de la morbilidad y la mortalidad debidas a infecciones. Aunque en los últimos años se han acelerado los progresos en las zonas con mayores tasas de mortalidad, todavía se observan grandes diferencias del estado de salud tanto entre los países como dentro de ellos.

Se estima que la mala nutrición es la causa subyacente de 35 % de todas las muertes de niños menores de cinco años. En los países en desarrollo, el porcentaje de menores de cinco años aquejados de insuficiencia ponderal pasó, según los cálculos, de 29 % en 1990 a 18 % en 2010. Aunque este ritmo de avance está próximo al que se requiere para cumplir la meta correspondiente de los ODM, los progresos se distribuyen en forma desigual entre las regiones y dentro de ellas (OMS, 2012).

LAS ENFERMEDADES NO TRASMISIBLES, UN PROBLEMA DE SALUD DE PRIMER ORDEN EN EL SIGLO XXI

De los 57 millones de defunciones que se calcula que ocurrieron en el mundo en 2008, 36 millones (63 %) se debieron a enfermedades no trasmisibles. El crecimiento de la población y la mayor longevidad están conduciendo a un rápido aumento del número total de adultos de mediana edad y mayores y al correspondiente incremento de la cifra de muertes debidas a ENT. Así, se prevé que el número anual de defunciones debidas a enfermedades cardiovasculares aumente de 17 millones en 2008 a 25 millones en 2030, y que las debidas al cáncer asciendan de 7.6 a 13 millones (OMS, 2012).

FACTORES DE RIESGO DE LAS ENT

Las enfermedades cardiovasculares son la principal causa de muerte (48 %), seguidas del cáncer (21%) y de las respiratorias crónicas (12 %). La diabetes es responsable directa de 3.5 % de las defunciones debidas a las ENT. Se calcula que los factores de comportamiento, entre ellos el consumo de tabaco, el sedentarismo, malos hábitos alimentarios y el abuso del alcohol, son responsables de alrededor de 80 % de las coronariopatías y enfermedades cardiovasculares. Estos factores de riesgo comportamentales provocan cuatro alteraciones metabólicas o fisiológicas clave –elevación de la tensión arterial, aumento de peso que conduce a obesidad, hiperglucemia e hiperlipidemia– que tienen numerosos efectos (OMS, 2012).

Cada año mueren en el mundo 2.8 millones de personas debido al sobrepeso o la obesidad. Ambos factores pueden ejercer efectos metabólicos adversos sobre la tensión arterial y las concentraciones de colesterol y triglicéridos, y causar diabetes. Por consiguiente, el sobrepeso y la obesidad aumentan el riesgo de padecer coronariopatías, accidentes cerebrovasculares isquémicos, diabetes mellitus de tipo 2 (DM2), o diversos tipos de cáncer frecuentes (OMS, 2012).

La prevalencia mundial de la obesidad (índice de masa corporal igual o superior a 30 kg/m^2) casi se duplicó entre 1980 y 2008, año en el que 10 % de los hombres y 14 % de las mujeres del mundo eran obesos, frente a 5 % de los hombres y 8 % de las mujeres en 1980. Se calcula, pues, que en 2008 la obesidad afectaba a 500 millones de hombres y mujeres mayores de 20 años, y en todas las regiones de la OMS era más frecuente en las mujeres que en los hombres. Las mayores cifras de prevalencia del sobrepeso y la obesidad se registraron en la Región de las Américas y las más bajas, en la Región de Asia Sudoriental (OMS, 2012).

En México, en los últimos 50 años, se produjo un descenso muy importante de la mortalidad en todos los grupos de edad. Este descenso se ha acompañado de un cambio igualmente significativo en las principales causas de muerte y discapacidad, hoy en nuestro país predominan como una de las principales causas de daño a la salud las ENT (como enfermedades del corazón, diabetes y tumores malignos). Estos padecimientos son más difíciles de tratar y más costosos que las infecciones comunes, los problemas reproductivos y las enfermedades relacionadas con la desnutrición, que en el siglo XX fueron las principales causas de defunción.

Esta transición está íntimamente asociada al envejecimiento de la población y a los riesgos relacionados con estilos de vida poco saludables, dentro de los que destaca la mala nutrición (alto consumo calórico, grasas de origen animal, bajo consumo de frutas y vegetales) y el sedentarismo, que han dado origen al surgimiento de riesgos emergentes como el sobrepeso, la obesidad, la hipercolesterolemia y la hipertensión arterial. Es importante considerar que estos factores de riesgo se combaten con la promoción a la salud (Secretaría de Salud, 2006).

PERFIL EPIDEMIOLÓGICO

El perfil epidemiológico de la situación de salud y nutrición de la población mexicana se describe fundamentalmente a partir de las diferentes Encuestas Nacionales de Salud y Nutrición que se han realizado a lo largo de los años (1988, 1999, 2006 y 2012). Estas encuestas tienen la característica de un diseño que proporciona representatividad a nivel nacional y regional (INSP, 2012).

En los resultados de la Encuesta Nacional de Salud y Nutrición, el reporte de problemas de salud es mayor en todos los grupos de edad, el segundo motivo de la consulta externa son las enfermedades clasificadas en el grupo de diabetes, enfermedad cardiovascular y obesidad, con 11.5 % de las causas de la consulta. Y el motivo más frecuente de hospitalización no quirúrgica lo constituyen estas mismas enfermedades (diabetes, infarto, crisis hipertensiva, etc.) (INSP, 2012).

La proporción de adultos con diagnóstico de **diabetes** fue de 9.2 %, lo que muestra un incremento importante en comparación con la proporción reportada en la Encuesta Nacional de Salud (ENSA) 2000 fue de 5.8 % y en la ENSANUT 2006 fue de 7 %. Por entidad federativa, el diagnóstico de diabetes, se observó que las prevalencias más altas se identifican en el Distrito

Federal, Nuevo León, Veracruz, Estado de México, Tamaulipas, Durango y San Luis Potosí (INSP, 2012).

Respecto de la atención de la diabetes mellitus, los resultados de la ENSANUT 2006 y 2012 muestran un progreso importante en la atención, con un incremento en el porcentaje de pacientes con control adecuado de 5.29% en 2006 a 24.5% en 2012. No obstante, esta misma cifra indica que aún tres de cada cuatro diabéticos requieren mayor control del padecimiento que permita reducir las complicaciones que se presentan (INSP, 2012).

La prevalencia de la **hipertensión arterial** se ha mantenido constante en los últimos seis años (ENSANUT 2006 y 2012) tanto en hombres (32.4 frente a 33.3%) como en mujeres (31.1 frente a 30.8%). Respecto de la **hipercolesterolemia** aproximadamente la mitad de la población refirió haberse realizado la prueba de colesterol y 37% reportó valores normales, mientras que 13% informó colesterol alto, un 50% restante de la población refirió no haberse realizado la prueba y, por tanto, no tenían conocimiento de sus valores (INSP, 2012).

De acuerdo con el doctor Adolfo Chávez Villasana, investigador del Instituto Nacional de Ciencias Médicas y Nutrición Salvador Zubirán (INCMNSZ), dentro de las 12 causas de mortalidad más importantes en nuestro país, la mayor parte de ellas tienen relación con la alimentación, destacan las enfermedades del corazón y la diabetes mellitus que han tenido un ascenso muy marcado en los últimos años. La diabetes, una enfermedad íntimamente relacionada con la alimentación, en 1990 se ubicó como la cuarta causa de muerte más importante en México y actualmente se ubica en el primer lugar.

En el cuadro 1.1 se presentan las 12 causas principales de mortalidad en México en 2011, en este listado publicado por la Secretaría de Salud (SS) se agrega una columna sugerida por el doctor Adolfo Chávez, en la que señala el grado relativo de influencia del factor alimenticio en las diferentes enfermedades, con tres signos (+) se señala cuando existe una fuerte relación con la alimentación.

Cuadro 1.1. Principales causas de mortalidad en México, 2011.

Orden	*Descripción*	*Total*	*Influencia del factor alimenticio**
1	Diabetes mellitus	80 788	+++
2	Enfermedades isquémicas del corazón	71 072	+++
3	Enfermedad cerebrovascular	31 235	++

4	Cirrosis y enfermedades crónicas del hígado	28 392	++
5	Agresiones (homicidios)	27 213	
6	Enfermedad pulmonar obstructiva crónica	22 595	
7	Enfermedades hipertensivas	18 942	+++
8	Accidentes de transporte	17 225	
9	Infecciones respiratorias agudas bajas	16 401	+
10	Afecciones originadas en periodo perinatal	14 825	++
11	Nefritis y nefrosis	13 858	
12	Desnutrición calórico-proteica	7 952	+++

FUENTE: Secretaría de Salud/Dirección General de Información en Salud. Elaborado a partir de la base de datos de defunciones 2011 INEGI/SS.
* Los señalamientos sobre la influencia del factor alimenticio son sugeridos por el doctor Adolfo Chávez V.

Desnutrición

En niños preescolares (menores de cinco años), la **desnutrición** ha ido en descenso paulatino durante 24 años; de 1988 a 2012, el bajo peso se redujo de 10.8 % a 2.8 %. La baja talla ha tenido una importante disminución, al pasar de 26.9 % en 1988 a 13.6 % en 2012, una reducción de 13.3 puntos porcentuales. Las mayores prevalencias de baja talla se encuentran en el sur del país (19.2 %); a su vez, las localidades rurales de esta región presentan una prevalencia de 27.5 %, 13.9 puntos porcentuales arriba del promedio nacional (13.6 %). En cuanto a la emaciación (desnutrición aguda), la disminución para 2012 es de 4.6 puntos porcentuales (de 6.2 % en 1988 a 1.6 % en 2012) (INSP, 2012).

Existe evidencia sobre la efectividad de estrategias y programas, incluyendo el Programa Oportunidades, en la disminución de la desnutrición crónica; sin embargo, el descenso entre 2006 y 2012 fue inferior al observado entre 1999 y 2006, lo que indica que la política dirigida a la prevención de la desnutrición y sus devastadores efectos debe reforzarse con nuevas estrategias. Entre 1999 y 2006, México registró los mayores logros en mejoría del estado nutricional de los casi 25 años estudiados (INSP, 2012).

Anemia

La anemia es la disminución de las concentraciones de hemoglobina (Hb), la cual afecta los procesos de oxidación, la capacidad para defenderse de las infecciones y participa en la producción de adenosin trifosfato (ATP), el cual es fundamental en la obtención de energía celular. Tiene efectos letales en el caso de los niños que no han cumplido dos años de edad al influir en el desarrollo de las capacidades mentales y en los adultos produce problemas en la capacidad de trabajo muscular.

La **anemia** es un problema de salud pública que afecta a todos los niveles socioeconómicos, tiene consecuencias importantes sobre el desarrollo cognitivo y físico de los niños y en el desempeño físico y la productividad laboral de los adultos. La causa más frecuente de anemia en México es la dieta deficiente en hierro o que además se combina con productos con un alto contenido de fitatos. Igualmente, puede estar condicionada por un aumento en los requerimientos de hierro, tal y como sucede durante el embarazo (INSP, 2012).

Desde 1999 ya representaba un problema de importancia en México, debido a que la prevalencia en preescolares era de 31.6% y en escolares era de 15.2%, condición que ha disminuido, pero no de la manera que en realidad se quisiera. En 2012 la prevalencia para preescolares fue de 23.3% y en escolares fue de 10.1%. En el comparativo de la ENSANUT 2006 y la ENSANUT 2012, la anemia en la población de 12 a 19 años pasó de 9.2 a 5.6%.

En cuanto a la prevalencia de la anemia en mujeres embarazadas de 12 a 49 años, ésta disminuyó de manera importante del año 1999 a 2006 al pasar de 31.4% a 24.2%, siendo para 2012 de 17.9%.

De acuerdo con los datos encontrados en la ENSANUT 2012, la prevalencia de la anemia sigue siendo un problema serio en México, sobre todo en niños menores de cinco años. Las nuevas opciones deben comprender tanto la orientación alimentaria, dirigida a fomentar el consumo de una dieta con alto contenido de hierro y otros nutrientes y bajo contenido de elementos que interfieren con la absorción del hierro, así como la disminución en el consumo de calorías vacías y la disponibilidad de alimentos enriquecidos o suplementos con hierro y otros micronutrimentos.

Sobrepeso y obesidad

De acuerdo con la ENSANUT 2012 se presentan los datos más importantes de sobrepeso y obesidad en diferentes grupos de edad.

En cuanto al sobrepeso y a la obesidad en preescolares se ha registrado un ligero ascenso entre 1988 y 2012, pasando de 7.8 a 9.7%, respectivamente. El principal aumento de la prevalencia combinada de sobrepeso y obesidad se observa en la región norte del país (12%). Los niños en edad escolar (ambos sexos), de 5 a 11 años, presentaron una prevalencia nacional combinada de sobrepeso y obesidad en 2012 de 34.4%, 19.8% para sobrepeso y

14.6 % para obesidad. Las tendencias de las cifras de sobrepeso y obesidad en escolares no ha cambiado significativamente en los últimos seis años (2006 a 2012).

De los adolescentes de entre 12 y 19 años, 35 % presentan sobrepeso u obesidad, 1 de cada 5 tiene sobrepeso y 1 de cada 10 presenta obesidad. La prevalencia nacional combinada de sobrepeso y obesidad fue de aproximadamente 35.8 % para el sexo femenino y 34.1 % para el sexo masculino. La proporción de sobrepeso por sexo fue más alta en mujeres (23.7 %) que en hombres (19.6 %). Para el caso de la obesidad, el porcentaje de adolescentes de sexo masculino con obesidad fue mayor (14.5 %) que en las de sexo femenino (12.1 %). Entre 2006 y 2012 el aumento combinado de sobrepeso y obesidad fue de 5 % para los sexos combinados, es decir, 7 % para el femenino y 3 % para el masculino.

En la población de adultos en México, existe una prevalencia combinada de sobrepeso u obesidad de 73 % para las mujeres y 69.4 % para los hombres. En hombres y mujeres, los valores más bajos de sobrepeso se presentan en los grupos de edad extremos en la edad adulta; el más joven, de 20 a 29 años y el de mayor edad, 80 años o más. En las mujeres, el valor máximo de sobrepeso se presenta de los 30 a los 39 años, mientras que en hombres es de los 60 a los 69 años. En el caso de la obesidad, la prevalencia más alta en mujeres se registra de los 50 a los 59 años, y en hombres de los 40 a 49 años.

En los adultos mexicanos se observa una prevalencia de obesidad abdominal de 64.5 % en hombres y 82.8 % en mujeres. La prevalencia de obesidad abdominal más alta se registró en el grupo de 50 a 59 años en mujeres (93.9 %), y en hombres en el grupo de 60 a 69 años (78.3 %). No hubo diferencias importantes en las prevalencias nacionales de sobrepeso por tipo de localidad (urbana 38.8 % y rural 39.1 %), y en cuanto a la obesidad, la prevalencia fue de 34 % en áreas urbanas y de 26.5 % en zonas rurales.

Los aumentos en las prevalencias de obesidad en México se encuentran entre los más rápidos documentados en el plano mundial. Después de aumentos rápidos en la prevalencia combinada de sobrepeso y obesidad, se ha observado una menor aceleración en el porcentaje relativo de aumento entre 2006 y 2012. A escala mundial se han propuesto diversas explicaciones sobre este fenómeno. Entre las principales destacan las siguientes:

1. Equilibrio de saturación: existe un porcentaje de población con alta susceptibilidad a desarrollar peso excesivo (por razones genéticas o de otra índole), que constituye el techo en la prevalencia, al que se está llegando ya en la población mexicana.

2. Efecto de intervenciones: los factores de riesgo inmediatos (ingestión de energía o actividad física) se han modificado como resultado de acciones gubernamentales de regulación o de educación, o del aumento en la conciencia colectiva o en ciertos grupos sociales sobre los efectos adversos de la obesidad o en las normas sociales como resultado de la socialización del problema mediante medios masivos de difusión o de campañas colectivas de concientización y educación.

Aun cuando el aumento en la prevalencia de sobrepeso y obesidad en los adultos mexicanos ha venido declinando en los últimos seis años, debe señalarse que estas prevalencias se encuentran entre las más altas del mundo. El que 7 de cada 10 adultos presenten sobrepeso y que de estos la mitad presenten obesidad constituye un serio problema de salud pública, por lo que es indispensable redoblar esfuerzos para disminuir estas prevalencias que están aumentando el riesgo de enfermedades crónicas no trasmisibles, con grandes costos directos e indirectos para el Estado (ENSANUT, 2012).

La ENSANUT 2012 refiere que 58.6% de los niños y adolescentes de 10 a 14 años no realiza ninguna **actividad física** formal (como deportes de equipo, organizados con entrenadores); lo que cambió en los adolescentes (15 a 18 años), pues más de 50% son activos, según las recomendaciones de actividad física con los criterios establecidos por la OMS.

El poco tiempo dedicado a actividades físicas moderadas o vigorosas y el excesivo tiempo de actividades sedentarias sugiere una importante contribución de la inactividad física al aumento de la prevalencia de obesidad y enfermedades crónicas observado en México en los últimos años.

En las dos décadas recientes se ha producido una extraordinaria transformación en el estilo de vida de la población mexicana. Los procesos de trabajo, los sistemas de transporte y el ambiente urbano favorecen el sedentarismo extremo; aunado a esto, los sistemas alimentarios dominantes cada vez más imponen la disponibilidad, la oferta, la promoción y el costo de alimentos que promueven patrones alimentarios de alta densidad energética y carente de factores protectores contra la obesidad y los daños a la salud asociados.

Como se ha podido observar, el acelerado incremento de la obesidad en la población mexicana desde edades tempranas tiene consecuencias muy graves para la salud de la población. La relación entre la epidemia de obesidad y la epidemia de enfermedades crónicas como la diabetes mellitus, la aterosclerosis, la hipertensión y ciertos tipos de tumores malignos ha sido reconocida extensamente; enfermedades que constituyen en conjunto la principal causa de morbilidad y mortalidad a escala mundial y nacional, ya no sólo en los países desarrollados, sino también en vías de desarrollo.

La transición epidemiológica y alimentaria en México ha sido extraordinariamente acelerada. Los cambios en los años recientes muestran que se están generando graves daños a la salud como consecuencia de esta acelerada transición, que se ha incrementado la tasa de mortalidad en el país entre 1980 y 2005 a causa de enfermedades crónicas asociadas al síndrome metabólico. En este periodo las tasas de mortalidad por diabetes mellitus se triplicó; por enfermedad isquémica del corazón se duplicó, y la de enfermedades cerebrovasculares e hipertensivas se incrementó en 37 %. Esta tendencia revela la emergencia de factores de riesgo asociados al síndrome metabólico que afectan a la población en forma muy intensa y extensa (INSP, 2012).

Por la magnitud, la tendencia de incremento, los años de vida saludable perdidos y los costos para su atención, la creciente epidemia de enfermedades asociadas con la mala alimentación y el sedentarismo constituye el problema más grave de salud pública del país y amenaza con desbordar por completo la capacidad financiera y de infraestructura del sistema nacional de salud.

PROGRAMAS Y POLÍTICAS

Las políticas y programas públicos de nutrición que ha implementado el gobierno federal de la República Mexicana desde el periodo posrevolucionario, han contribuido a atenuar los problemas de nutrición, lo que se ha mostrado en las diferentes encuestas nacionales de salud y nutrición, que también presentan la transición epidemiológica nutricional.

Los principales objetivos de los programas y políticas han sido muy variados y cada vez han implementado nuevas estrategias para la solución de los problemas alimentarios y nutricionales del país. Anteriormente tenían el objetivo de combatir los problemas de producción, distribución y abasto alimentario para combatir las carencias nutricionales de la población. Hoy día, el gobierno ha tenido que incorporar nuevas políticas y programas para prevenir, tratar y controlar los problemas del sobrepeso y la obesidad que aquejan a la población.

Estrategia Nacional para la Prevención y el Control del Sobrepeso, la Obesidad y la Diabetes

Dentro de las iniciativas del gobierno federal, destaca la Estrategia Nacional para la Prevención y el Control del Sobrepeso, la Obesidad y la Diabetes, publicada en el mes de septiembre de 2013 (Secretaría de Salud, 2013), la cual pretende reducir significativamente el problema de salud pública que prevalece en México. La estrategia la integran tres pilares que a continuación se enlistan:

1. **Salud pública,** que se fundamenta en lo siguiente:

- Promoción de estilos de vida saludables; amplias campañas de educación; monitoreo permanente de las enfermedades no trasmisibles, así como implementación de acciones preventivas.
- La Reforma Educativa aprobada faculta a la Secretaría de Educación Pública a fin de que en las escuelas haya alimentos sanos y nutritivos para los niños.
- La Comisión Nacional de Cultura Física y Deporte, la CONADE, junto con agrupaciones de la sociedad civil, está impulsando acciones para que la población tenga una mayor actividad física.
- La Secretaría de Salud establecerá un "observatorio" que genere información, para una adecuada toma de decisiones en contra de la obesidad y la diabetes.

2. **Atención médica oportuna**, que contempla lo siguiente:

- Identificación de personas con factores de riesgo, o con diagnóstico previo, para que tengan acceso efectivo y oportuno a los servicios de salud, privilegiando siempre la prevención.
- El Centro de Atención del Paciente Diabético detectará las primeras señales para actuar proactivamente, con intervenciones médicas oportunas; el Modelo de Atención se replicará en otras instituciones del Sistema Nacional de Salud.

3. **Regulación sanitaria y política fiscal en favor de la salud** en la que se menciona que:

- A propuesta del Ejecutivo, se gravarán las bebidas azucaradas y, por iniciativa de los diputados, respaldada por los senadores, se gravarán también los alimentos no básicos con alta densidad calórica.
- Se creará un sello de "calidad nutricional" para los productores que así lo soliciten y cumplan con los altos estándares nutricionales; éste será un incentivo adicional para que la industria reformule sus productos o genere más opciones saludables.

Acuerdo Nacional para la Salud Alimentaria

La prevención del sobrepeso y la obesidad requiere de acciones que van más allá del sector salud y del sector educativo, por lo que ante la evidente necesidad de una política integral de Estado a través de la cual se desarrollen estrategias multisectoriales, intersectoriales y multinivel, las secretarías de Salud y Educación Pública, con la participación activa de otros representantes del sector público, así como social y privado, suscribieron, el 25 de enero de 2010, el Acuerdo Nacional para la Salud Alimentaria (ANSA) y asumieron la puesta en marcha de la estrategia contra el sobrepeso y la obesidad, mediante una coordinación nacional de acciones dirigidas especialmente a los menores de edad, con enfoque individual, comunitario y nacional que logre en la población mexicana cambios significativos en los patrones de alimentación y actividad física, para contribuir a la sustentabilidad del desarrollo nacional al revertir la epidemia de enfermedades crónicas no trasmisibles que enfrenta el país, derivadas del sobrepeso y la obesidad; permitan mejorar la oferta y el acceso a alimentos y bebidas que faciliten una alimentación correcta, así como a la promoción de la práctica de actividad física constante a lo largo de las diferentes etapas de la vida (Secretaría de Salud, 2010).

Los 10 objetivos prioritarios para lograr un acuerdo efectivo en este campo son los siguientes:

1. Fomentar la actividad física en la población en los entornos escolar, laboral, comunitario y recreativo con la colaboración de los sectores público, privado y social.
2. Aumentar la disponibilidad, la accesibilidad y el consumo de agua simple potable.
3. Disminuir el consumo de azúcar y grasas en bebidas.
4. Incrementar el consumo diario de frutas y verduras, leguminosas, cereales de granos enteros y fibra en la dieta, aumentando su disponibilidad, accesibilidad y promoviendo su consumo.
5. Mejorar la capacidad de toma de decisiones informadas de la población sobre una dieta correcta a través de un etiquetado útil, de fácil comprensión y del fomento del alfabetismo en nutrición y salud.
6. Promover y proteger la lactancia materna exclusiva hasta los seis meses de edad, y favorecer una alimentación complementaria adecuada a partir de los seis meses de edad.
7. Disminuir el consumo de azúcares y otros edulcorantes calóricos añadidos en los alimentos, aumentando la disponibilidad y accesibilidad de alimentos reducidos o sin edulcorantes calóricos añadidos.
8. Disminuir el consumo diario de grasas saturadas en la dieta y reducir al mínimo las grasas trans de origen industrial.
9. Orientar a la población sobre el control de tamaños de porción recomendables en la preparación casera de alimentos, poniendo accesibles y a su disposición alimentos procesados que se lo permi-

tan, e incluyendo en restaurantes y expendios de alimentos, tamaños de porciones reducidas.

10. Disminuir el consumo diario de sodio, reduciendo la cantidad de sodio adicionado y aumentando la disponibilidad y accesibilidad de productos de bajo contenido o sin sodio.

Los primeros seis objetivos dependen principalmente de la voluntad individual y de la existencia de condiciones y oferta que permitan, por ejemplo, aumentar la actividad física y consumir agua potable, frutas y verduras.

Los otros cuatro objetivos requieren de una decidida participación del gobierno, de los sectores sociales y de la industria alimentaria y restaurantera para, por ejemplo, disminuir la cantidad de azúcares y de sodio añadidos a los alimentos, reducir al mínimo las grasas trans de origen industrial, orientar al consumidor en la preparación casera de los alimentos y fomentar en él la prestación de atención en el tamaño de las porciones (SS, 2010).

Programa: 5 pasos por tu salud

Es un programa que surge en 2010 promovido por el Gobierno Federal a través de la Secretaría de Salud. Este programa promueve el cambio de conductas, la adopción de hábitos saludables y nos permite cuidar y mejorar nuestra salud con sólo cinco acciones que se pueden realizar en compañía de familiares y amigos. Se basa en evidencia científica, es fácil de entender y de aplicar. Los cinco pasos son los siguientes:

1. Actívate.
2. Toma agua.
3. Come verduras y frutas: 5 × día.
4. Mídete.
5. Comparte.

Este programa también se aplica en las escuelas y se le ha denominado cinco pasos para la salud escolar.

Programa Escuela y Salud y Programa de Acción en el Contexto Escolar

El Programa Escuela y Salud (PEyS) tiene como propósito construir una nueva cultura de la salud para coadyuvar a incrementar el aprovechamiento escolar mediante intervenciones intersectoriales, formativas e integrales con las niñas, los niños y los adolescentes que cursan la educación básica, que les permitan desarrollar capacidades para ejercer mayor control sobre los factores, que inciden en su salud para mejorarla.

En ese propósito, el PEyS impulsa el desarrollo de competencias en los estudiantes para modificar los determinantes de la salud, contribuye a la transformación escolar para la creación y el fortalecimiento de entornos seguros y favorables para la salud, fortalece la participación social en las escuelas a través de los comités escolares y promueve el acceso a los servicios de salud mediante el uso informado de la cartilla nacional de salud, de los niños y adolescentes que cursan la educación básica.

Asimismo, el Programa de Acción en el Contexto Escolar, que surge como una segunda vertiente del PEyS, se relaciona con la atención a la problemática actual del sobrepeso y obesidad en la población infantil y adolescente, lo cual demanda la implementación de una estrategia de intervención desde el contexto escolar.

Estrategia Integral de Asistencia Social Alimentaria (EIASA)

Este programa surge en el año 2003. Esta estrategia consta de cuatro programas, de acuerdo con el tipo de beneficiarios:

1. Desayunos escolares.
2. Atención a menores de cinco años.
3. Asistencia alimentaria a sujetos vulnerables.
4. Asistencia alimentaria a familias en desamparo.

El objetivo ha sido:

> Contribuir a mejorar la calidad de vida de los sujetos de asistencia social que presentan mala nutrición o están en riesgo de desarrollarla, a través de la entrega de apoyos alimentarios, acciones de orientación alimentaria y desarrollo comunitario.

En 2007 se modifica el objetivo de los programas de Asistencia Social Alimentaria, en respuesta a los resultados de la ENSANUT 2006 (disminución de la desnutrición y al aumento del sobrepeso y la obesidad), hacia un enfoque de "formación de hábitos de alimentación saludable". Este objetivo pretende incidir en cualquier problema de mala nutrición (desnutrición, sobrepeso, obesidad) a través de cuatro propuestas: criterios de calidad nutricional, orientación alimentaria, proyectos productivos y participación social, con la finalidad de obtener una alimentación correcta.

Las acciones específicas para contribuir a reducir el sobrepeso y la obesidad infantil son:

- Establecimiento de los criterios de calidad nutricia (CCN), para orientar a los sistemas estatales en el diseño de menús y dotaciones.
- Establecimiento de cantidades máximas de azúcar, grasa y sodio en insumos clave.
- Regulación de la frecuencia en la que se ofrecen bebidas con azúcar.
- Eliminación de azúcar, sal, mayonesa, postres y otros productos densamente energéticos.
- Publicación de documentos técnicos de orientación alimentaria.
- Fomento a diversas acciones de Orientación Alimentaria.
- Promoción de la implementación de huertos escolares y comunitarios para aumentar el acceso a frutas y verduras.
- Firma del Acuerdo Nacional para la Salud Alimentaria.

Programas Integrados de Salud (PREVENIMSS)

El modelo de atención a la salud del Instituto Mexicano del Seguro Social es de carácter integral y por ello incluye la prevención, la curación y la rehabilitación. Sin embargo, el énfasis ha estado en la atención al daño, principalmente en la atención hospitalaria, tanto del segundo como del tercer nivel. Esto se ha expresado en deficiencias estructurales de las unidades de medicina familiar del primer nivel y con frecuencia en insuficiente calidad de los servicios que otorgan. La prioridad también ha sido la atención al daño y poco se han desarrollado los servicios preventivos, con excepción de programas como el de vacunación, hidratación oral y planificación familiar, que han tenido gran impacto en la salud y la demografía del país. Lo anterior, aunado a la transición demográfica y epidemiológica, se ha traducido en elevados gastos de atención médica.

Para dar respuesta a la problemática mencionada, se implementó el proceso de mejora de la medicina familiar, que incluye la estrategia Programas Integrados de Salud, diseñada durante 2001 y puesta en operación en 2002, que integra en conjunto acciones antes dispersas, de ahí su denominación; para fines de comunicación social, se formó el acrónimo PREVENIMSS, que fusiona el concepto prevención con las siglas del instituto. Se trata de una estrategia que ordena y sistematiza la prestación de los servicios preventivos a través de cinco grandes programas:

- Salud del niño (menores de 10 años).
- Salud del adolescente (de 10 a 19 años).
- Salud de la mujer (de 20 a 59 años).
- Salud del hombre (de 20 a 59 años).
- Salud del adulto mayor (60 y más años).

El contenido de los programas se elaboró con base en la magnitud, trascendencia, impacto y vulnerabilidad de los daños o factores de riesgo a prevenir.

Con lo anterior se cambió el enfoque tradicional de los programas de salud: de la prevención de enfermedades y riesgos específicos, a la protección de la salud de grupos poblacionales. Al concentrar las acciones en cada grupo, se espera mejorar su eficiencia y elevar su impacto (IMSS, 2006).

PrevenISSSTE

En respuesta a la situación epidemiológica actual del país y de acuerdo con el perfil de sus derechohabientes: (48 % con computadora e internet, 51.2 % con nivel educativo alto –licenciatura y posgrado–, y población envejecida (mayor demanda debido a enfermedades crónicas degenerativas), el ISSSTE desarrolló una plataforma electrónica educativa en internet (PrevenISSSTE cerca de ti), enfocada en la prevención y promoción de la salud, para generar el empoderamiento de los derechohabientes. Tiene una evaluación de riesgos y herramientas de educación para la salud y está orientada principalmente en:

- Diabetes mellitus.
- Hipertensión arterial.
- Sobrepeso y obesidad.
- Cáncer y adicciones.

Este enfoque preventivo es masivo, personalizado y promueve estilos de vida saludables a través de dos ejes fundamentales: la alimentación correcta y la actividad física adecuada.

El objetivo del programa es: generar una cultura preventiva en los derechohabientes, tanto en sanos como en quienes ya presentan algún padecimiento. Fortalecer los servicios de atención médica preventiva mediante el acercamiento de los servicios de salud al derechohabiente promoviendo el empoderamiento y autocuidado, utilizando herramientas tecnológicas que faciliten el proceso de forma masiva y personalizada. Identificar riesgos, evaluar, educar y modificar conductas en ellos reforzando la detección y los tratamientos oportunos de enfermedades crónicas degenerativas involucrando a un equipo multidisciplinario (ISSSTE, 2010).

Sistema Nacional para la Cruzada contra el Hambre

México ha elevado a rango constitucional el derecho a la alimentación con la modificación a su artículo 4o., pero parece que no ha sido suficiente. Por su parte, la fracción XX del artículo 27 de la Constitución Política de los Estados Unidos Mexicanos, establece que: "El Estado tendrá entre sus fines garantizar el abasto suficiente y oportuno de los alimentos básicos que la ley establezca".

Lo antes descrito ha dado fundamento para que el Estado impulse políticas, acciones y programas que tienen como objetivo contribuir a la soberanía y seguridad alimentaria de la nación, mediante el impulso a la producción agropecuaria, además de promulgar iniciativas como el *Decreto por el que se establece el Sistema Nacional para la Cruzada contra el Hambre,* en el que se reconoce: "que en México ha persistido una alta incidencia de personas que experimentan situaciones de hambre, particularmente entre la población más pobre, lo cual tiene efectos negativos en el desarrollo físico y mental de las personas y limita notablemente la calidad de vida de las mismas, afectando en la práctica el acceso generalizado a los derechos sociales y a la justicia social", y asimismo establece, "que en pleno siglo XXI, a pesar de haber logrado avances importantes en diversos ámbitos, resulta inaceptable que millones de personas padezcan hambre, por lo que es una prioridad de la política social del Gobierno de la República lograr que las familias mexicanas tengan un piso básico de bienestar"; para lo cual establece cinco objetivos (*Diario Oficial de la Federación,* 2013).

- I) Cero hambre a partir de una alimentación y nutrición adecuada de las personas en pobreza multidimensional extrema y carencia de acceso a la alimentación;
- II) Eliminar la desnutrición infantil aguda y mejorar los indicadores de peso y talla de la niñez;
- III) Aumentar la producción de alimentos y el ingreso de los campesinos y pequeños productores agrícolas;
- IV) Minimizar las pérdidas poscosecha y de alimentos durante su almacenamiento, transporte, distribución y comercialización, y
- V) Promover la participación comunitaria para la erradicación del hambre.

Unidades médicas de especialidad

Dentro de los esfuerzos importantes de la Secretaría de Salud, para la prevención y tratamiento de las ENT, debe destacarse la creación de las unidades médicas de especialidad (Unemes) que representan un modelo interdisciplinario de prevención clínica, diseñado para atender a pacientes con sobrepeso, obesidad, riesgo cardiovascular y diabetes mellitus. La prevención clínica incluye el conjunto de acciones insustituibles en una unidad médica para reducir la incidencia de las ENT y sus derivaciones. Las acciones deben extenderse a escuelas, centros de trabajo y la población aledaña mediante acciones de comunicación y educación continua, por tanto, las Unemes combinan un enfoque terapéutico con un abordaje preventivo que resulta de la unión de la detección oportuna y medidas de observación poblacional (Córdova y cols., 2008).

Desarrollo humano oportunidades

El programa Desarrollo Humano Oportunidades es un programa interinstitucional en el que participan la Secretaría de Educación Pública, la Secretaría de Salud, el Instituto Mexicano del Seguro Social, la Secretaría de Desarrollo Social y los gobiernos estatales y municipales. Tiene como objetivo general favorecer el desarrollo de las capacidades asociadas a la educación, salud y nutrición de las familias beneficiarias para contribuir a la ruptura del ciclo intergeneracional de la pobreza y su objetivo específico es proporcionar apoyos a las familias beneficiarias para mejorar la alimentación y la nutrición de todos sus integrantes, con énfasis en la población más vulnerable como son los niños y las niñas, las mujeres embarazadas y en periodo de lactancia (*Diario Oficial de la Federación*, 2011).

La Cruzada Nacional contra el Hambre y el Programa Desarrollo Humano Oportunidades tienen amplia cobertura nacional y reportan miles de actividades de orientación alimentaria; sin embargo, la cantidad de nutriólogos contratados en ambos programas es mínima y respecto de las unidades médicas de especialidad, aunque cuentan con una mayor participación de licenciados en nutrición, su contratación es inestable. Desafortunadamente, esta situación es común en la mayor parte de los programas relacionados con la alimentación y la nutrición que se han desarrollado en México. La carencia de profesionales de la nutrición y la inestabilidad en el empleo repercuten en la calidad de los programas.

Programa prospera

El programa Oportunidades se transformó recientemente en el programa Prospera. La transformación implica crear nuevas acciones para que las familias se incorporen a la formalidad y a la productividad, con enfoque de género, coordinación gubernamental y atendiendo cada etapa del ciclo de vida. Se han realizado modificaciones en educación, salud y alimentación, incluyendo los siguientes aspectos: **Educación**: *a*) Becas de educación superior *b*) Becas de educación técnica, no escolarizada y de formación para el trabajo y *c*) Becas para personas con discapacidad; **Salud**: *a*) Ampliación al Catálogo Universal de Servicios de Salud, pasa de 13 a 27 intervenciones *b*) Afiliación efectiva al Seguro Médico Siglo XXI y *c*) Acciones para la planificación familiar y prevención del embarazo en adolescentes; **Alimentación**: *a*) Acceso a leche LICONSA *b*) Nuevos suplementos alimenticios para mujeres embarazadas, en lactancia y niños de 6 a 59 meses *c*) Consejería especializada en nutrición y *d*) Equipamiento de unidades médicas para medir talla y peso.

De acuerdo con los datos mencionados, México enfrenta graves problemas tanto de desnutrición como de sobrepeso y obesidad, que traen como consecuencia varias enfermedades que se encuentran entre las principales causas de mortalidad y aunque se han puesto en marcha diferentes programas para combatir los problemas de alimentación y nutrición, la situación persiste, particularmente con un incremento considerable en las ENT.

La solución a los problemas de alimentación y nutrición no es sencilla y es necesaria la participación de los diferentes sectores sociales, de las instituciones públicas, particularmente las relacionadas con la salud y la alimentación, se requiere un trabajo interdisciplinario en el que los nutriólogos deben ocupar un lugar importante, especialmente en programas preventivos dirigidos a grupos de población.

La consulta privada que ejerce un considerable número de profesionales de la nutrición representa una interesante oportunidad de empleo y contribuye a la solución del problema; sin embargo, su impacto es limitado, ya que trabajan generalmente a nivel individual y fundamentalmente para un sector social que puede pagar el costo de la consulta privada.

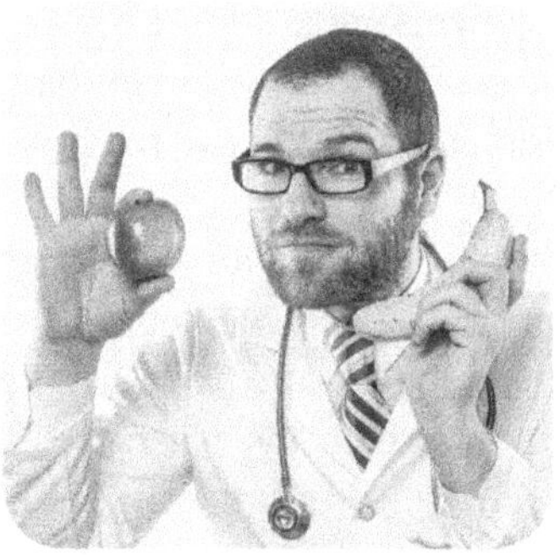

CAPÍTULO 2

FORMACIÓN DE LOS NUTRIÓLOGOS

CONTEXTO NACIONAL DE LA EDUCACIÓN SUPERIOR

En el Programa Sectorial de Educación 2007-2012, publicado por la Secretaría de Educación Pública, se fijaron seis objetivos de los cuales se transcriben tres de ellos.

- Elevar la calidad de la educación para que los estudiantes mejoren su nivel de logro educativo, cuenten con medios para tener acceso a un mayor bienestar y contribuyan al desarrollo nacional.
- Ampliar las oportunidades educativas para reducir las desigualdades entre grupos sociales, cerrar brechas e impulsar la equidad.
- Ofrecer servicios educativos de calidad para formar personas con alto sentido de responsabilidad social que participen de manera productiva y competitiva en el mercado laboral.

El primer objetivo está relacionado con una mejor calidad de la educación y en la meta 1.17 se propone revisar las reglas y perfeccionar los criterios para regular el otorgamiento del Reconocimiento de Validez Oficial de Estudios (RVOE) de tipo superior e impulsar programas para que las instituciones particulares con RVOE se involucren en los procesos de evaluación externa, así como el aseguramiento de la calidad de los servicios educativos que ofrecen.

Con respecto al segundo objetivo, la meta 2.12 propone aumentar la cobertura de la educación superior y diversificar la oferta educativa; sin embargo, es importante puntualizar que además de elevar la cobertura se propuso reducir las desigualdades entre los grupos sociales.

La demanda por estudios superiores ha crecido significativamente y las universidades han aumentado su número y su capacidad de acceso para estar en condiciones de atender esa demanda. Cabe señalar que, a partir de 1970, se incrementó considerablemente la cantidad de recursos asignados a las universidades públicas, lo que permitió un crecimiento importante de la matrícula que se ha sostenido a través del tiempo; respecto de la licenciatura en Nutrición, a partir de 2002, el incremento ha sido asombroso y desconcertante, con la característica de que el elevado ritmo de crecimiento se debe fundamentalmente a la expansión de las universidades privadas (Hernández, 2011; De Garay, 2011).

En cuanto al tercer objetivo presentado en este apartado se propone formar personas con alto sentido de responsabilidad social que participen en el mercado laboral; en la meta 5.11 se propone fortalecer la pertinencia de los programas de educación superior.

En este sentido es importante citar lo que señala la Asociación Nacional de Universidades e Instituciones de Educación Superior (ANUIES), en la que se reconocen los esfuerzos que se han realizado en el combate a la pobreza; sin embargo, se señala el hecho de que al finalizar el primer decenio de este siglo la satisfacción de las necesidades alimentarias esenciales siga siendo un problema prioritario para un 18.8% de la población de México (pobreza alimentaria) y que 26.7% no cuente con los recursos necesarios para acceder a los alimentos básicos y a los servicios elementales de salud y educación (ANUIES, 2012).

Con respecto a los párrafos anteriores, la ANUIES y la Organización de las Naciones Unidas para la Educación, la Ciencia y la Cultura (UNESCO) han hecho los pronunciamientos concretos que se incluyen a continuación.

> La formación superior deberá guiarse por un criterio amplio de pertinencia y responsabilidad social para potenciar su contribución al desarrollo sostenible del país y a la solución de los problemas más graves con atención especial a las comunidades y grupos sociales menos favorecidos (ANUIES, 2006).

> Como objetivo final de todo este proceso de cambio y desarrollo de la Educación Superior, la UNESCO anticipa la urgencia de un nuevo pacto académico que ponga a la Educación Superior en todos sus Estados Miembros en mejores condiciones de responder a las necesidades actuales y futuras del desarrollo humano sostenible (Tünnermann, 1996).

La gran pregunta que cabe formularse después de todo lo que hemos expuesto y que tiene una profunda raíz ética, es: ¿A quién debe servir el proceso de transformación de la Educación Superior? ¿Cuáles deben ser los sectores sociales beneficiados por una Educación Superior pertinente y de mejor calidad? La respuesta, en países como el nuestro es obvia, a todos los sectores sociales priorizando la atención de las necesidades básicas de los sectores más desfavorecidos. Esto representa para nuestras instituciones un reto adicional. No basta con satisfacer las necesidades del sector moderno exportador ni los requerimientos del sector productivo, ni de la competitividad internacional. Es preciso, por imperativo ético, volcar la atención preferente hacia quienes más necesiten aliviar su difícil situación mediante los aportes que puede hacer una Educación Superior guiada por una clara conciencia de su función social (Tünnermann, 1996).

FORMACIÓN DE LOS LICENCIADOS EN NUTRICIÓN

Los primeros antecedentes de la enseñanza de la nutriología en México se remontan a 1943, año en el que se imparten los primeros cursos para formar dietistas con funciones específicas a desempeñar en el Hospital Infantil de México, lugar donde se organizó un curso único a cargo del doctor Olascoaga y la doctora Juana Navarro, quienes prepararon dietistas para trabajar en el Instituto Nacional de Cardiología, que fue el segundo servicio de nutrición que se estableció en México; sin embargo, fue un curso discontinuado, por lo que la enseñanza sistemática de la nutriología puede ubicarse hasta 1945, en la Escuela de Dietética del Instituto Nacional de Cardiología (Olascoaga, 1977).

La Escuela de Dietética atravesó por una serie de vicisitudes: en 1950 se trasladó al Instituto Nacional de Nutriología de la Secretaría de Salubridad y Asistencia; posteriormente, en 1960, se ubicó en el Hospital Colonia de los Ferrocarriles Nacionales de México hasta 1971, año en que se trasladó al Hospital licenciado Adolfo López Mateos; la enseñanza de la nutriología se impartió a nivel técnico (Olascoaga, 1977).

Los primeros egresados en el campo de la nutrición con reconocimiento de estudios a nivel licenciatura, egresaron de la Escuela de Salud Pública, en las universidades la primera que inició la formación de licenciados en nutrición, fue la Universidad Iberoamericana en 1972, posteriormente lo hicieron la Universidad Veracruzana (1975), la Universidad Autónoma de Nuevo León (1976) y la Escuela de Dietética y Nutrición del ISSSTE (1976), la Universidad Autónoma Metropolitana (1982) (AMMFEN, 2006). A partir del año 2000 se dio un incremento acelerado en las instituciones que ofrecen la licenciatura en nutrición, de tal manera que actualmente se tienen identificadas más de 200 instituciones (se considera como institución a cada plantel educativo) a escala nacional con Registro de Validez Oficial (RVOE).

En la formación de licenciados en Nutrición desde su inicio hasta la actualidad se pueden destacar los siguientes aspectos:

1. La enseñanza sistemática de la nutriología se inició en 1945, aunque en los primeros 20 años de desarrollo enfrentó muchas dificultades y, por tanto, fue incipiente; sin embargo, a partir de 1972, la enseñanza de la nutriología en México vivió cambios importantes, y aparece el primer programa de nutrición a nivel de licenciatura en una universidad.

2. La enseñanza de la nutriología se inició en los hospitales. Este hecho incidió significativamente en el desarrollo de la profesión ya que, la práctica profesional dominante guarda relación con su origen, es decir, la mayor proporción de egresados presta sus servicios en el campo de la nutrición hospitalaria.

3. La enseñanza de la nutriología se inició a nivel técnico en la que actualmente es la Escuela de Dietética y Nutrición del ISSSTE. De manera simultánea el Instituto Politécnico Nacional hizo lo propio mediante el Centro de Estudios Técnicos e Industriales núm. 10. Consideramos que esa situación influyó para que el licenciado en nutrición haya iniciado con un prestigio disminuido, y que durante varios años se le confundió con frecuencia con el dietista de nivel técnico y que sus salarios sean menores que los de otros profesionales de la salud (AMMFEN, 1996).

4. La relación demanda-ingreso es heterogénea entre las instituciones de educación superior, en el año de 2005 se reportó que en algunas instituciones se aceptaba un estudiante por más de 15 solicitantes, en tanto que en otras prácticamente todos los solicitantes eran aceptados y en promedio se estimó que de cada cuatro aspirantes uno era aceptado (Díaz, Coronel, 2005).

5. Crecimiento acelerado del número de instituciones que ofrecen la licenciatura en Nutrición. En el año de 1996 se tenía información de la existencia de 20 instituciones de educación superior que ofrecían la licenciatura de las cuales 17 estaban afiliadas a la AMMFEN, en 2002 se tenían identificadas 32 instituciones, en 2009 más de 150 y, como se dijo previamente, en la actualidad hay más de 200 instituciones con RVOE.

Los datos anteriores muestran la urgente necesidad de realizar proyectos de investigación con diferentes enfoques que permitan un mayor conocimiento de las características que asume la formación de nutriólogos en el país y su relación con el mercado laboral y las necesidades sociales.

OFERTA EDUCATIVA DE LA LICENCIATURA EN NUTRICIÓN EN LAS INSTITUCIONES AFILIADAS A LA AMMFEN

Al inicio de la década de 1980 surgió la inquietud de agrupar en una asociación, a nivel nacional, a las diferentes escuelas y facultades que impartían la licenciatura en nutrición; sin embargo, dada la reciente creación de estas escuelas que además eran poco numerosas, la asociación formada no se pudo mantener. En 1986, los directivos de nueve escuelas y facultades de nutrición se reunieron con el propósito de establecer de nueva cuenta la AMMFEN.

A partir de ese momento la asociación empezó a ser una realidad, durante los primeros años de existencia, los directivos de las diferentes instituciones educativas afiliadas se dieron a la tarea de desarrollar los estatutos que la rigen, así como su constitución legal, la cual quedó registrada ante la notaría número 56 del Distrito Federal, el 15 de mayo de 1992, bajo la razón social de Asociación Mexicana de Miembros de Facultades y Escuelas de Nutrición, A.C. (AMMFEN).

Los objetivos de la AMMFEN son los siguientes:

1. Agrupar, integrar y coordinar actividades con los estudiantes, profesionales, docentes y directores de las instituciones públicas y privadas que imparten la licenciatura en nutrición dentro del territorio mexicano, debiendo acrecentar en cada uno de sus integrantes el conocimiento, interés, ideales, hábitos y capacidades que le ayuden a encontrar su lugar en la comunidad para formarse a sí mismos y conducir a ésta, siempre hacia fines más nobles en los diferentes ámbitos de alimentación y nutrición. Así como fomentar y realizar investigación en el área de la nutrición y promoviendo su difusión.
2. Mantener en constante superación los planes de formación del nutriólogo a través de la interacción entre los diferentes miembros que integran las instituciones.
3. Proporcionar asesoría en los planes de estudio y programas de alimentación y nutrición a las instituciones que lo soliciten.
4. Promover nacional e internacionalmente a los asociados para su desarrollo profesional.
5. Procurar que la asociación cuente con un espacio para promoción de bolsas de trabajo que generen instituciones u organizaciones de nutrición y salud, para la integración de los egresados a la vida económica de la nación.

6. Establecer vínculos a nivel nacional e internacional, con todos aquellos miembros de instituciones o con las propias instituciones que tengan objetivos afines a la asociación para beneficio mutuo.
7. Promover la realización de eventos científicos y cursos de educación continua en el área de la alimentación y nutrición.
8. Promover la participación del nutriólogo en los diferentes programas institucionales y gubernamentales relacionados con la alimentación y nutrición e iniciar y mantener la influencia de éstos en los ámbitos correspondientes.
9. Establecer un sistema de comunicación que permita a todas las personas u organismos obtener información de las diversas instituciones educativas en el área de alimentación y nutrición a nivel mundial.
10. Establecer intercambios de todos aquellos elementos humanos y materiales que pueden mejorar el nivel académico, el desempeño y logro de los objetivos de los asociados.
11. Fomentar y apoyar las investigaciones básica y aplicada que genere nuevo conocimiento o arroje beneficios en el campo de la alimentación y nutrición, promoviendo su difusión.
12. Establecer en forma conjunta con todos los asociados los lineamientos para el logro de los objetivos de la asociación.
13. Establecer vinculación con los programas de posgrado en nutrición.

Entre sus logros más importantes, se han realizado 28 congresos nacionales de escuelas y facultades de nutrición y se han publicado más de ocho libros.

La AMMFEN agrupa a las instituciones de mayor antigüedad en México que ofrecen la licenciatura en nutrición y las de mayor prestigio. De los más de 200 programas educativos existentes en el país, en esta asociación se encuentran afiliados 19 programas de los 20 que hasta 2012 habían sido acreditados por el Consejo Nacional para la Calidad de los Programas Educativos en Nutrición (CONCAPREN).

En el cuadro 2.1 se detallan los datos correspondientes al año de inicio de actividades del programa de estudios de nutrición y el número de alumnos durante 2009 y 2013 en las escuelas afiliadas a la AMMFEN.

Cuadro 2.1. Año de inicio de la licenciatura en nutrición y número de alumnos de las Facultades y Escuelas de Nutrición afiliadas a la AMMFEN en los años 2009 y 2013.

Facultad o escuela	*Año de inicio*	*Número de alumnos en 2009*	*Número de alumnos en 2013*
Universidad Iberoamericana Ciudad de México	1972	367	308
Instituto Politécnico Nacional	1975	307	*
Universidad Veracruzana Zona Veracruz	1975	404	484
Escuela de Dietética y Nutrición del ISSSTE	1976	204	518
Universidad Autónoma de Nuevo León	1976	1 096	1 539
Universidad Veracruzana Zona Xalapa	1977	490	557
Universidad Autónoma Metropolitana-Xochimilco	1982	532	585
Universidad de Ciencias y Artes de Chiapas	1982	285	693
Universidad de Montemorelos	1983	70	47
Universidad Autónoma del Estado de México, Amecameca	1986	166	233
Universidad del Valle de Atemajac	1987	614	405
Universidad Iberoamericana León	1987	251	172
Universidad Autónoma de Querétaro	1988	283	363
Universidad Autónoma de Chihuahua	1990	401	593
Universidad Juárez Autónoma de Tabasco	1990	544	605
Universidad Iberoamericana Puebla	1992	286	213
Universidad Autónoma de Yucatán	1995	113	159
Universidad de Navojoa	1995	70	70
Universidad Autónoma del Estado de México Toluca	1996	240	254
Universidad de Guanajuato	1996	182	185
Universidad Autónoma de Ciudad Juárez	1997	609	464
Universidad de Guadalajara, Centro Universitario de Ciencias de la Salud	1997	548	696
Universidad Autónoma de Tlaxcala	1999	308	303
Universidad Autónoma del Estado de Hidalgo	2000	486	*
Universidad de Guadalajara Centro Universitario del Sur	2001	487	506
Universidad del Mayab	2002	85	*
Universidad Cuauhtémoc de Aguascalientes	2003	94	*
Instituto Tecnológico de Monterrey	2005	142	153

Cuadro 2.1. (*Continuación.*)

Facultad o escuela	*Año de inicio*	*Número de alumnos en 2009*	*Número de alumnos en 2013*
Universidad del Valle de México	2006	81	85
Universidad Chayito Garzón	2003	151	96
Universidad Autónoma de Aguascalientes	2003	191	274
Universidad Vasco de Quiroga	2005	258	131
Universidad Popular Autónoma del Estado de Puebla	2007	126	234

* No se obtuvo el dato.

En el cuadro 2.2 se presentan los datos correspondientes al número acumulado de egresados y titulados hasta los años 2009 y 2013 en las escuelas afiliadas a la AMMFEN.

Cuadro 2.2. Número acumulado de egresados y titulados hasta los años 2009 y 2013 de las Facultades y Escuelas de Nutrición afiliadas a la AMMFEN.

Facultad o escuela	*Número de egresados hasta 2009*	*Número de egresados hasta 2013*	*Número de titulados hasta 2009*	*Número de titulados hasta 2013*
Universidad Iberoamericana Ciudad de México	1 794	2 034	1 698	1 928
Instituto Politécnico Nacional	1 393	*	946	*
Universidad Veracruzana, Zona Veracruz	1540	*	700	*
Escuela de Dietética y Nutrición del ISSSTE	570	750	392	618
Universidad Autónoma de Nuevo León	2 651	3 565	1 957	2 774
Universidad Veracruzana, Zona Xalapa	1 526	1 578	945	1 578
Universidad Autónoma Metropolitana-Xochimilco	1 773	2 470	1 362	2 054
Universidad de Ciencias y Artes de Chiapas	748	988	500	660
Universidad de Montemorelos	200	249	138	175

Universidad Autónoma del Estado de México, Amecameca	317	*	215	*
Universidad del Valle de Atemajac	1 144	1 940	826	1 502
Universidad Iberoamericana León	348	583	295	545
Universidad Autónoma de Querétaro	613	681	288	479
Universidad Autónoma de Chihuahua	485	*	358	*
Universidad Juárez Autónoma de Tabasco	630	*	330	*
Universidad Iberoamericana Puebla	341	587	301	469
Universidad Autónoma de Yucatán	269	443	195	329
Universidad Autónoma del Estado de México Toluca	600	848	500	698
Universidad de Guanajuato	130	254	35	203
Universidad Autónoma de Ciudad Juárez	210	464	203	435
Universidad de Guadalajara, Centro Universitario de Ciencias de la Salud	504	1 094	350	880
Universidad Autónoma de Tlaxcala	389	753	196	537
Universidad Autónoma del Estado de Hidalgo	390	1 198	128	572
Universidad de Guadalajara, Centro Universitario del Sur	247	877	177	564
Universidad Anáhuac Mayab	69	177	68	177
Universidad Cuauhtémoc de Aguascalientes	*	*	*	*
Instituto Tecnológico de Monterrey	19	142	0	142
Universidad del Valle de México	0	45	0	30
Universidad Chayito Garzón	50	186	24	119
Universidad Autónoma de Aguascalientes	76	265	76	239
Universidad de Navojoa	124	136	85	127

Cuadro 2.2. (*Continuación.*)

Facultad o escuela	*Número de egresados hasta 2009*	*Número de egresados hasta 2013*	*Número de titulados hasta 2009*	*Número de titulados hasta 2013*
Universidad Vasco de Quiroga	0	269	0	211
Universidad Popular Autónoma del Estado de Puebla	0	62	0	21

* No se obtuvo el dato.

MODELOS EDUCATIVOS POR COMPETENCIAS

Dentro del diseño y la práctica curricular recientemente destaca el diseño por competencias, estos modelos educativos se han desarrollado desde fines del siglo pasado sin contar con un sustento teórico consistente y evidentemente con una falta de experiencia. En la licenciatura en nutrición, en un estudio reciente que tuvo como objetivo proponer el modelo nacional de formación de licenciados en nutrición (AMMFEN, 2012) en el que participaron 27 instituciones educativas, se reportó que 55.6 % de los programas estaban diseñados por competencias, 11.1 % por objetivos y competencias, y 25.9 % por objetivos; 7.4 % restante tenía un modelo diferente; de acuerdo con los datos anteriores se puede constatar que la mayor parte de instituciones afiliadas a la AMMFEN declara tener un modelo por competencias.

En México se ha criticado con mucha frecuencia la falta de vinculación entre el sistema educativo y el campo laboral, aunque con frecuencia sin proporcionar trabajos de investigación que sustenten las afirmaciones. En 1993 se crea el sistema normalizado por competencias laborales y el sistema de certificación laboral. El proyecto fue realizado conjuntamente por la Secretaría de Educación Pública y por la Secretaría del Trabajo y Prevención Social. Originalmente fue propuesto principalmente por el doctor Ernesto Zedillo (en ese entonces secretario de Educación Pública) como parte de la Reforma Integral de la Educación. El Colegio Nacional de Educación Profesional Técnica (CONALEP) fue de las instituciones educativas que impulsó el modelo educativo por competencias (Amezola y cols., 2000).

Es necesario tener en claro que las innovaciones no se decretan ni son un invento. Su validación o reconocimiento está asociado a la aceptación por parte de la sociedad cuando tiene un impacto de mejora social o tecnológica, es decir, cuando genera su espacio social. El primer paso lo representa, entonces, un pensamiento innovador en el cual ya no sólo se plantee la búsqueda de respuestas, sino la formulación de las preguntas que animen la diversidad de opciones que permiten poner en tránsito la praxis educacional universitaria (Polo, 2011).

Es muy importante considerar que las competencias surgen del medio laboral y se incorporan al medio educativo y entre ambos campos existen diferencias muy importantes como lo señala Tobón, (2005). La formación por competencias en el campo laboral o educación basada en normas de competencia es muy diferente a la formación profesional recibida en la educación basada en competencias, porque no es lo mismo formar a un individuo con la finalidad externa de desempeñar un oficio o acrecentar las ganancias de una empresa, que educar de manera integral a una persona, para que se desempeñe como ciudadano y profesional en una sociedad.

Si la educación basada en competencias se inspirara en la formación según las normas de competencia laboral, se requiere adaptar el modelo al mundo educativo para que no se vean vulnerados el principio de autonomía y el derecho a la educación de todos los ciudadanos, a lo largo de la vida (Tobón, 2005).

Independientemente del modelo educativo adoptado, por cada institución, indudablemente uno de los retos más importantes de las instituciones de la educación superior, con programa de licenciatura en nutrición es formar mejores profesionales para enfrentar un mercado laboral excesivamente competido considerando que en el futuro habrá una gran cantidad de egresados de los más de 200 programas existentes en el país; además, se debe de insistir en que también deben de formar profesionales preparados para contribuir a la solución de los graves problemas de alimentación y nutrición que hay en México.

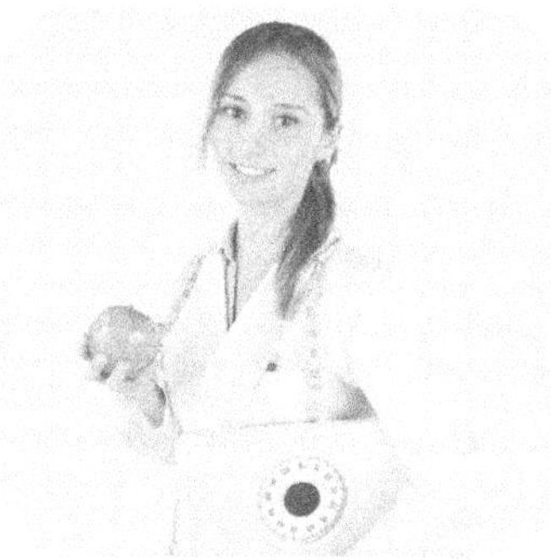

CAPÍTULO

3

EDUCACIÓN Y MERCADO LABORAL

La relación entre la educación superior y el mercado laboral es compleja; en ella intervienen múltiples factores relacionados con las exigencias del mercado de trabajo, las necesidades sociales y las necesidades de la profesión; también existen diferentes posiciones en esta relación: por un lado, los que opinan que la educación superior debe responder fundamentalmente a las necesidades del mercado de trabajo, y los que sostienen que la educación superior debe privilegiar la formación de profesionales para contribuir a resolver los grandes problemas regionales y nacionales. Además, están aquellos que consideran que en la formación universitaria debe haber un equilibrio y no descuidar ninguno de los aspectos.

Este grupo de investigación está de acuerdo con la tercera posición y estamos convencidos que los licenciados en nutrición que se formen en las instituciones educativas afiliadas a la AMMFEN deben contribuir a la solución de los graves problemas de nutrición que afectan al país tanto por el exceso en el consumo de alimentos como por su deficiencia; sin embargo, deben tomarse en cuenta las oportunidades de empleo que se tienen tanto en las instituciones públicas y privadas como las posibilidades de trabajar en el ejercicio libre de la profesión.

Uno de los criterios centrales que ha orientado el diseño de las políticas educativas en el nivel superior en los últimos años, ha sido el de la pertinencia social, el cual ha impulsado muchos de los cambios observados en el sistema de educación superior a lo largo de las últimas décadas; el reto del trabajo pedagógico es la conciliación de la multiplicidad de intereses del sector laboral en la acción educativa y es indispensable la vinculación del sector laboral con la educación; sin embargo, tampoco es una práctica responsable asignar a la educación la preparación de recursos humanos exclusivamente para su inserción en el empleo.

En el ámbito de los planes y programas de estudio, la pertinencia social se evidencia a través de la coherencia que existe entre los objetivos y los perfiles terminales establecidos en los mismos, con las necesidades predominantes en el espacio de influencia de la institución educativa, con el mercado laboral o con proyectos de desarrollo local, regional o nacional. Las instituciones de educación superior en general, plantean en su misión la contribución a la solución de los problemas del país desde su campo específico de acción.

La educación debe cumplir un papel preponderante para la solución de los problemas sociales en los ámbitos nacional y local. Su contribución, por medio de la investigación del más alto nivel y de la formación de profesionales, es crucial no sólo en términos de los conocimientos calificados que proporcione, sino también en relación con la formación de valores para la convivencia social armónica.

TEORÍAS SOBRE LA RELACIÓN EDUCACIÓN-MERCADO DE TRABAJO

Dentro de las diferentes teorías que aportan elementos para intentar explicar la compleja relación entre la educación y el mundo de trabajo se tienen las siguientes: teoría del capital humano, teoría del bien posicional, mercado dual de trabajo, teoría de la segmentación del mercado de trabajo; las dos últimas en general están orientadas a buscar posibles explicaciones en el mercado laboral relacionado con el empleo en instituciones públicas o empresas privadas y poco aportan al empleo en el ejercicio libre de la profesión. A continuación se da una breve descripción de los supuestos más importantes de la teoría del capital humano y la teoría del bien posicional.

Teoría del capital humano

Dentro de las teorías de los mercados laborales, hay una vertiente importante que enfoca su análisis en las características de la fuerza de trabajo, a la que reconoce la posibilidad de elevar su productividad vía el conocimiento, esta superación radica en los individuos, por lo que se le reconoce como la teoría del capital humano y es, quizá, la propuesta más influyente dentro del conjunto de teorías que conforman la economía de la educación (Campos, 2003).

Los principios del capital humano se convirtieron en la teoría usada para la política educativa y laboral, pero al mismo tiempo fue muy cuestionada. Actualmente, es el horizonte teórico de los diseñadores más prestigiados de las instituciones que actualmente definen los destinos de la educación: el Banco Mundial (BM) y la Organización para la Cooperación y el Desarrollo Económico (OCDE), ambas estructuras de planeación y desarrollo económico de la Organización de las Naciones Unidas (ONU).

Más allá de la opinión crítica que sobre esta corriente se mantiene, es obligado referirse a la teoría del capital humano porque todo parece indicar que la noción de empleabilidad es una ampliación y actualización de los principios sostenidos por esta perspectiva, que logra hacerse totalmente evidente en el momento en que la crisis del mercado de trabajo –que ha durado prácticamente tres décadas– vuelve a la sobreoferta de fuerza de trabajo en un fenómeno permanente en todo el orbe. El conocimiento es una pieza fundamental del marco explicativo del capital humano, pero no por ello deja de ser un tanto vago, pues lo mismo aglutina al conocimiento formal apropiado en las escuelas, que al conocimiento informal adquirido en fábrica vía la experiencia laboral, o la capacitación, etc. Los tres más destacados autores de la teoría del capital humano: Theodoro Shultz, Gary Becker y Jacob Mincer utilizaron el conocimiento como una variable definida fundamentalmente por la escolaridad, sin dejar de reconocer que no es la escuela la única fuente de generación y trasmisión de conocimiento (Campos, 2003).

Los mismos creadores de la teoría que considera la formación escolar como una inversión, señalaron que no se debe identificar al capital humano únicamente con la escolaridad, sino que éste se haya constituido de un conjunto de atributos entre los que encontramos a las actitudes personales y otros rasgos no fácilmente ponderables. Lo que sí quedó claro para estos autores fue que el capital humano tiene, en su conjunto, un efecto económico, tanto en los individuos como en las naciones.

En este modelo, la educación se ve como el "mecanismo principal a través del cual las habilidades productivas o especialidades se adquieren como el delineador principal de la ocupación; se sigue que la selección de la ocupación por parte de los individuos y sus remuneraciones son simplemente el resultado de sus decisiones sobre educación" (Llamas, 1989). Este modelo homogeneíza las características personales de los trabajadores en una dimensión simple: la cantidad de su capital humano a través de inversión en educación y adiestramiento.

Teoría del bien posicional

Según este planteamiento teórico, las variaciones observadas en la escolaridad de quienes desempeñan ocupaciones semejantes, pueden ser explicadas por el hecho de que quienes adquieren determinadas dosis de escolaridad, lo hacen con el fin de poder competir por determinado estatus. Por tanto, la teoría predice que, en la medida en que una cierta cantidad de escolaridad deja de ser suficiente para poder adquirir mayores dosis de educación deciden hacerlo, con el fin de disponer de la educación formal que va siendo necesaria para desempeñar las mismas ocupaciones que anteriormente requerían menores niveles de preparación. Así pues, la competencia por el estatus eleva continuamente la demanda educativa, aun cuando la demanda laboral tienda a permanecer en niveles relativamente estables (Muñoz, 1996).

Consecuentemente, las relaciones macroeconómicas entre la oferta y la demanda educativas siempre estarán sujetas al comportamiento de esta dinámica. Como es evidente, esto tiene diversas implicaciones, ya que esta teoría, además de predecir un endurecimiento de la competencia que se lleva a cabo en los mercados de trabajo entre egresados de diversas instituciones de enseñanza superior, puede explicar que no haya disminuido en el país la demanda para determinadas carreras, cuya demanda laboral ha permanecido aparentemente saturada durante varios años.

Finalmente, como señalan Karabel y Husey, no hay una formulación de una teoría de la educación y los mercados laborales que comprenda suficientemente los elementos que con ellos inciden, por lo que los estudios sobre mercado laboral deben considerar argumentos de distintas perspectivas.

FACTORES QUE AFECTAN EL MERCADO LABORAL DE LOS NUTRIÓLOGOS

El mercado laboral de los nutriólogos en México está caracterizado fundamentalmente por dos aspectos, uno de ellos es la oferta de conocimientos, habilidades y valores como antes se planteaba o de competencias profesionales, como actualmente se maneja en la mayor parte de instituciones educativas, que adquieren los nutriólogos a través de su formación universitaria o la educación no escolarizada y de la experiencia en el mundo laboral; el segundo aspecto corresponde a la demanda de servicios por las instituciones públicas o empresas privadas o por personas de la sociedad civil.

Para la comprensión del desarrollo del mercado de trabajo de los nutriólogos es necesario considerar que la formación del personal de nutrición en México se inició de manera sistemática en 1945 en las instituciones de salud y que aproximadamente durante 20 años se formó personal a nivel técnico hasta 1963, año en el que se inicia la formación a nivel profesional en la Escuela de Salud Pública y en 1972 se continúa en las universidades al establecerse la licenciatura en Nutrición en la Universidad Iberoamericana (AMMFEN, 2006).

Otro aspecto a considerar es que hasta el año 2000 había en el país aproximadamente 30 instituciones que ofrecían la licenciatura y que actualmente se tienen identificadas más de 200, esta situación aún no se ve reflejada en los estudios de mercado laboral que se han realizado hasta el momento; resulta fundamental revisar a futuro el impacto que tendrá en el sector laboral el acelerado crecimiento en el número de egresados de la licenciatura.

Es necesario tomar en cuenta los cambios que se han dado en la economía de México, en el periodo en el que surge la mayor parte de egresados de la licenciatura en Nutrición.

En 1976, ocurre la primera devaluación importante del peso y se plantea la necesidad de cambiar el modelo económico; en 1982, tras una abrupta caída de los precios del petróleo y una gran devaluación del peso con respecto al dólar surge una crisis económica de varias recurrentes en la década, la crisis de 1982, y los cambios económicos posteriores, profundizan las desigualdades del mercado laboral y conllevan una mayor precarización del mismo. Este cambio económico coincide con el inicio de la entrada al mercado laboral de una gran cantidad de jóvenes nacidos en la época de las más altas tasas de crecimiento de la población. En 1994, se desarrolla una serie de eventos políticos que, aunados a un aumento de las tasas de interés en los Estados Unidos de América, provocan una fuga masiva de capitales y una crisis financiera que lleva al país a una estrepitosa caída del producto interno bruto, al repunte de la inflación y al incremento en el desempleo (Meza, 2005).

Es indudable que los cambios en la economía del país afectan a todas las profesiones; sin embargo, el efecto es más pronunciado en egresados de las licenciaturas de reciente creación como es el caso de la licenciatura en Nutrición.

Otros aspectos que afectan el mercado laboral son los perfiles epidemiológicos que presenta la población, las prácticas educativas vigentes, las prácticas profesionales dominantes, los modelos curriculares de formación, el esquema del sistema de salud, los esquemas organizacionales que adoptan las instituciones para prestar sus servicios, el desarrollo de la ciencia y la tecnología hacen cada vez más grande la brecha entre la formación a través de la educación superior y el mundo laboral, ya que en su proceso la educación superior proporciona al individuo conocimientos y habilidades que serán validados algunos años después.

También han influido en este proceso de cambio las dinámicas complejas de regulación de los mercados y el ejercicio profesional, la flexibilización del empleo (subempleo) que han provocado que cada vez sean más precarias las condiciones de trabajo, las relaciones entre mercados laborales, las políticas públicas, la organización sindical y la reestructuración económica de un país.

Esta situación se presenta en todas las profesiones, pero sobre todo en las del área de la salud, donde se requiere de un nivel de abordaje que permita generar y disponer de información necesaria para la toma de decisiones, la formulación de políticas públicas adecuadas que favorezcan la relación entre la educación y el servicio, el desempeño profesional, la productividad y la calidad de la atención aprovechando los recursos institucionales disponibles.

Los profesionistas del área de la salud invierten muchos años en prepararse profesionalmente, ya que además de la licenciatura es necesaria la actualización constante para estar acorde con los avances científicos y tecnológicos. Los médicos, los odontólogos, las enfermeras, los licenciados en nutrición buscan en los estudios de posgrado una preparación especializada que les permita colocarse en los sitios privilegiados de la profesión; sin embargo, en algunos casos, aun con especialidad, tienen que subemplearse o permanecer sin empleo por largos periodos.

Por otro lado, los cambios producidos en los esquemas tradicionales de organización de los equipos de salud exigen competencias nuevas debido a la inclusión en los espacios de trabajo de profesionistas de carreras de reciente aparición, adquiriendo mayor relevancia campos profesionales como la psicología, la educación física y la nutrición, dando lugar a una mayor interdisciplinariedad y multidisciplinariedad en el diagnóstico y tratamiento de las enfermedades, lo que demanda de las universidades reestructuraciones de los planes de estudio de todos los campos curriculares relacionados con las ciencias de la salud.

La profesión de la nutrición, en particular, se caracteriza por el conocimiento e integración de los aspectos biológicos, sociales, psicológicos, económicos y culturales que condicionan el proceso de alimentación y nutrición de la población en forma individual y colectiva; también destaca la capacidad de interactuar con profesionistas de otras disciplinas en beneficio de la sociedad, lo que debería favorecer la diversificación de los campos de trabajo de estos profesionistas; los resultados de los estudios de mercado laboral realizados por las escuelas y facultades de nutrición en diferentes partes del país arrojan resultados interesantes.

Como se puede ver, la relación entre la educación y el mercado laboral es muy compleja porque en ella intervienen muchos factores y no hay teorías que puedan explicar de manera satisfactoria esta relación; sin embargo, es de gran importancia que los actores del sector empleador y los del sector educativo realicen investigaciones que permitan la obtención de evidencias para tomar mejores decisiones en ambos sectores.

Los estudios sobre opiniones y actitudes de egresados representan una de las tres principales orientaciones metodológicas con las que se han efectuado investigaciones en México sobre el mercado de trabajo y la práctica profesional.

Desde la creación de la AMMFEN, uno de sus grandes aciertos fue realizar eventos académicos e investigaciones en este tema, lo que permitió diseñar el perfil profesional del nutriólogo y los campos profesionales y proporcionar información sobre las características del empleo de los egresados de sus instituciones afiliadas.

PERFIL Y CAMPOS PROFESIONALES DE LOS NUTRIÓLOGOS

En el año de 1994, la AMMFEN definió el perfil del licenciado en Nutrición cuando se tenían escasas evidencias del desarrollo profesional, posteriormente, se hizo un nuevo diseño de manera más sistemática tanto del perfil como de los campos profesionales. En el año de 2006 se realizaron dos talleres en la Ciudad de México en los que participaron los directores de las instituciones educativas, profesores, investigadores y empleadores y, después, una comisión se reunió en la ciudad de Monterrey, Nuevo León, para elaborar la redacción final que fue presentada al Consejo de gobierno de la AMMFEN, que lo aprobó por unanimidad, en el año de 2007, en los siguientes términos:

> El Licenciado en Nutrición es un profesional capaz de brindar atención nutriológica a individuos sanos, en riesgo o enfermos, así como a grupos de los diferentes sectores de la sociedad; de administrar servicios y programas de alimentación y nutrición; de proponer, innovar y mejorar la calidad nutrimental y sanitaria de productos alimenticios.
>
> Capaz de integrar, generar y aplicar conocimientos, habilidades y actitudes que permiten su desempeño en los campos profesionales básicos: nutrición clínica, nutrición poblacional, servicios de alimentos, tecnología alimentaria y

otros campos transversales como: investigación, educación, administración y consultoría aplicando métodos, técnicas y tecnologías propias de la nutriología y ciencias afines.

Fundamenta su ejercicio profesional en un marco ético y multidisciplinario para responder con calidad y compromiso a las necesidades sociales de alimentación y nutrición presentes y futuras.

Con respecto a los campos profesionales, Pansza (1984) señala lo siguiente:

> Los campos profesionales, entendidos como el nivel de la división del trabajo en que se agrupan las prácticas profesionales, involucran un objeto, un conjunto de procesos técnicos que se pueden descomponer en áreas que agruparían objetos particulares. Las prácticas sólo cobran vigencia en un sistema social concreto y en una época histórica determinada. Dichas prácticas deben ser consideradas en la construcción del currículo, lo cual viene a fortalecer la relación escuela-sociedad.

En 1993, cuando se diseñó el cuestionario para realizar el primer estudio nacional de egresados, los integrantes del proyecto identificaron cuatro campos profesionales básicos: nutrición clínica, nutrición comunitaria, servicios de alimentos y ciencia de los alimentos; posteriormente, en el año de 1997 la AMMFEN, por medio de la Comisión técnica de desarrollo profesional, definió los campos profesionales siguientes: nutrición clínica, nutrición comunitaria, administración de servicios de alimentos, educación e investigación, ciencia de los alimentos y el campo comercial y empresarial y, como se dijo previamente, el Consejo de gobierno aprobó su modificación en 2007 de la siguiente manera:

1. **Nutrición clínica.** Se caracteriza por la evaluación y atención nutriológica de individuos sanos, en riesgo o enfermos a través del diseño, implementación y evaluación del plan de cuidado nutricio. Las actividades que realiza el nutriólogo van desde la promoción, prevención, tratamiento, control y rehabilitación. Se desarrollan en unidades y servicios de salud del sector público y del privado.
2. **Nutrición poblacional (antes nutrición comunitaria).** Se caracteriza por la aplicación de la nutriología en la Salud Pública. Las acciones prioritarias son identificar y evaluar problemas nutriológicos de grupos poblacionales, así como diseñar, organizar, implementar, evaluar programas de nutrición; además, participar en el planteamiento de políticas de alimentación y nutrición. Se desarrolla en instituciones públicas, privadas y de la sociedad civil.

3. Tecnología alimentaria. Se caracteriza por controlar, evaluar y mejorar la calidad nutrimental y sanitaria de los alimentos durante su producción, distribución, transformación, desarrollo, comercialización, aceptación y consumo, con el fin de promover la salud, así como participar en la innovación de productos. Se desarrolla en fábricas y empresas públicas y privadas de la industria alimentaria.

4. Servicios de alimentos. Se caracteriza por la planeación, dirección, control y evaluación de las actividades de un servicio de alimentos, con la finalidad de asegurar los estándares de calidad a los consumidores que demandan el servicio. Las actividades que se desarrollan incluyen: administración de recursos, planeación de menús, operación, verificación sanitaria, evaluación del servicio, capacitación del personal y orientación al consumidor. Se desarrolla en servicios institucionales y comerciales.

5. Campos transversales. Estos campos son complementarios y de soporte en el desempeño profesional, común a otros profesionistas; en el caso del nutriólogo, enriquece los campos propios de la disciplina y amplían las oportunidades en el mercado laboral; se caracterizan por el manejo de elementos teórico-metodológicos en las áreas de investigación a través del método científico y de la generación y aplicación de conocimientos, de la educación mediante la aplicación de técnicas didácticas y de comunicación en la formación de recursos humanos y la orientación alimentaria de la población; la administración para el manejo y optimización de recursos, la planeación estratégica y la consultoría para el manejo de técnicas de negociación, toma de decisiones y planteamiento de estrategias para la solución de problemas. Estos campos transversales se desarrollan en los ámbitos de desempeño de los campos básicos.

INVESTIGACIONES REALIZADAS POR LA AMMFEN RELACIONADAS CON EL MERCADO LABORAL

Desde la fundación de la AMMFEN, uno de los temas de interés fue el empleo de los egresados de la licenciatura en nutrición, de tal manera que una de las conclusiones y recomendaciones más importantes presentadas durante la Primera Reunión Nacional de Facultades y Escuelas de Nutrición celebrada en 1986, en la ciudad de Monterrey, fue la elaboración de un proyecto para el seguimiento de los egresados de manera unificada en todas las escuelas y las universidades con licenciatura en nutrición, la investigación se pudo realizar hasta 1991 y se publicó en 1996 (AMMFEN, 1996) con el título de *Los nutriólogos en México. Seguimiento de egresados*; posteriormente, en 2006, se publicó el segundo estudio nacional de egresados (AMMFEN, 2006) con el título de *Los nutriólogos en México. Un estudio de mercado laboral* y, en 2010, *Los empleadores de los nutriólogos en México* (AMMFEN, 2010).

De las investigaciones mencionadas, de la gran cantidad de resultados que se obtuvieron, se pueden destacar de manera sintética los siguientes que contribuyen a entender la situación del mercado laboral de los nutriólogos (cuadro 3.1).

Cuadro 3.1. Síntesis de resultados relevantes de los estudios nacionales de egresados en 1996 y 2006.

Resultados	*1996 (%)*	*2006 (%)*
Sexo femenino	87	83
Titulados	53	66
Trabajan en nutrición	59	76
Trabajan por su cuenta como empleo principal	1	14
Trabajan en el sector público	57	60
Trabajan en el sector privado	43	40
Contratados de base	41	48
Obtuvieron empleo en los seis meses siguientes al egresar	74	68
Relación alta o muy alta entre las actividades laborales y la formación profesional	73	82
Ingresos menores a seis salarios mínimos	70	76
Campo profesional de desempeño		
• Nutrición clínica	43	59
• Nutrición poblacional (comunitaria)	10	7
• Servicios de alimentación	14	14
• Ciencia de los alimentos	12	0
• Educación e investigación	21	16

Fuente: AMMFEN. *Los nutriólogos en México. Estudio nacional de egresados*, 1996. AMMFEN, *Los nutriólogos en México. Un estudio de mercado laboral*, 2006.

El porcentaje de titulación se incrementó de manera considerable: de 53 a 66% en relación con el estudio realizado en 1996. Esta situación resulta favorable para la licenciatura, ya que se elevó la eficiencia terminal; además, de acuerdo con los resultados obtenidos en ambos estudios, existe una asociación entre las variables titulación y empleo, donde a mayor titulación mayor empleo.

El porcentaje de egresados que trabajaba en el campo de la nutrición se elevó de 59 a 76% y aunque consideramos un porcentaje aceptable, no se puede menospreciar que 8.5% trabajaba en campos ajenos a la nutrición, de acuerdo con el último estudio, y que 15.5% no trabajaba.

En el último estudio, 41% de los egresados reportó trabajar por su cuenta; 27% como trabajo secundario y 14% como trabajo principal, si lo comparamos con 1% que manifestó desarrollarse en el ejercicio libre de la profesión en el estudio de 1996; con ello se puede constatar el acelerado crecimiento de esta modalidad y se evalúa que su incremento será mayor en los próximos años.

El sector público sigue siendo el que capta el mayor porcentaje de egresados, a pesar de que en los últimos años las instituciones públicas en general han restringido las oportunidades de empleo; con respecto al sector privado, el porcentaje pasó de 43 a 40.1% no obstante que a este grupo pertenecen los egresados que se desempeñaban en el ejercicio libre de la profesión y que fue de 14%, por lo que en este sector el decremento fue aproximadamente de 17% en lo que respecta a las empresas privadas que contrataban nutriólogos. Con respecto al tipo de contratación, aunque se incrementó en siete puntos porcentuales, continúan las condiciones desfavorables en el empleo en lo que se refiere a la estabilidad.

En el último estudio, 82.4% de los egresados manifestó que la relación de su formación profesional con las actividades que desempeñaban eran altas o muy altas. Los resultados permiten afirmar que los planes y programas de estudio de la licenciatura en Nutrición son congruentes con las actividades que realizan en el campo profesional.

En cuanto a los campos profesionales en que se ubicaron los egresados, es necesario enfatizar la alta concentración de nutriólogos en el campo de la nutrición clínica y la escasa participación en los otros campos profesionales, lo que representa un obstáculo para un desarrollo más equilibrado de la profesión y en la medida de su impacto en la solución de los graves problemas de alimentación y nutrición que enfrenta México. Dada la magnitud de los problemas de nutrición, es conveniente que los nutriólogos incidan fundamentalmente en los aspectos preventivos y en grandes sectores de la población.

En síntesis, hasta 2006, había un equilibrio en el mercado laboral con una proporción aceptable de egresados empleados en el área de la nutrición; uno de los problemas más importantes que enfrentan los licenciados en nutrición es el que se relaciona con condiciones laborales insatisfactorias manifestadas en el tipo de nombramiento y en los bajos salarios que perciben; existe gran incertidumbre en el mercado laboral de los nutriólogos considerando que hasta 2002 se reportaba la existencia de 32 instituciones que ofrecían la licenciatura en nutrición que se fundaron en un periodo de 32 años, es decir, se creó aproximadamente una escuela por año y en el periodo de 2002 a 2012 se han fundado 150 nuevas instituciones que ofrecen la licenciatura, esto es, en un periodo de 10 años el crecimiento promedio es de aproximadamente 15 instituciones por año: el número de instituciones se incrementó en 600 %; la oferta de licenciados en nutrición se ha incrementado de manera acelerada en los últimos años.

En relación con la consulta privada, en 1996 se reportó que solamente 1 % de los egresados la ejercía como empleo principal y en 2006 se incrementó a 14 %, además de una proporción considerable que trabajaba en la consulta privada como empleo secundario.

Las dos situaciones anteriores, indudablemente, crean incertidumbre con respecto a la oferta y la demanda en el campo laboral de los nutriólogos, por lo que es necesario realizar más investigaciones en esta área y, en particular, acerca de la consulta privada: una fuente de empleo en la que se insertará una proporción considerable de profesionales de la nutrición.

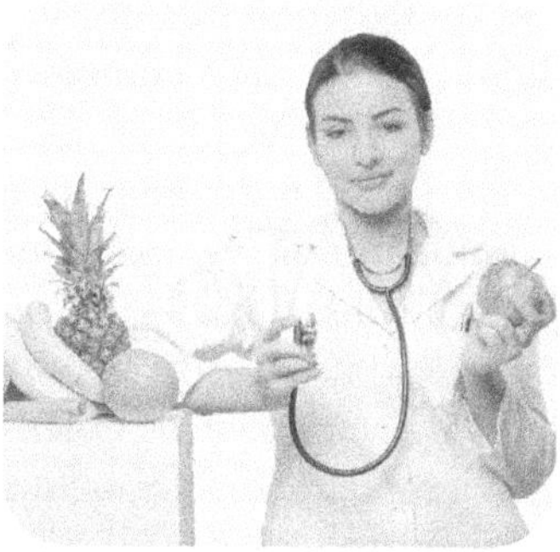

CAPÍTULO

4

CONSIDERACIONES ÉTICAS Y NORMATIVAS EN LA CONSULTA PRIVADA

Entre los actos que el hombre desarrolla, algunos son causados directamente por el cuerpo: alimentarse, desplazarse de un lugar a otro, ver y tocar; otros, por el contrario, no dependen directamente del cuerpo. Las decisiones en torno a todos estos actos "naturales" se toman a razón de su ser pensante, de sus emociones y la manera en que se relaciona con el entorno y otras personas. La ciencia moderna ha llegado a los adelantos más increíbles en los últimos 60 años, aspectos que permiten curar las enfermedades del cuerpo que hasta hace poco eran mortales; incluso, como observa el bioeticista Giovanni Berlinguer, medicalizar y mercantilizar los procesos naturales (como el alumbramiento y el envejecimiento) (Berlinguer, 2004).

Sin embargo, continúa la misma ceguera para entender que el hombre como ser vivo y como persona racional, son uno solo, unidos, interactuando y que el cuerpo debe de ser tratado con un enfoque holístico, totalizador para que la medicina sea realmente una medicina del ser humano. Ejemplo de ello es la cultura que se ha suscitado para evitar cualquier malestar físico y dolor, incluso el creciente sufrimiento que vive el individuo.

Con preocupación, Berlinguer señala que la UNESCO busque a toda costa, incluso, nombrar y encontrar la cura para las enfermedades de la sociedad, en vez de atender sus verdaderas causas y contextos. Así se ha perfilado el estudiante de las áreas de la salud en los recintos universitarios, para hacer su función de enlace entre los intereses farmacéuticos (segunda economía a escala mundial) y los de sus pacientes, mientras los profesionales de la salud sigan trabajando sin conexión y sólo como gestores de tratamientos quirúrgicos o farmacéuticos, habrá una suma de parcialidades sin visión completa (Berlinguer, 2004).

Es importante alertar en ello al profesional de la nutrición, toda vez que es también sujeto de interés para la industria de complementos y suplementos, así como de la bariátrica. El estudio de la vida no puede empezar por un cuerpo cual cadáver, sino por un ser que está vivo y que somos nosotros mismos, para comprender y constatar que en los órganos recaen nuestras dolencias emocionales. "Es necesario que toda la medicina sea replanteada" (Sánchez y col., 2004) aplicando al contexto del nutriólogo, revisando los paradigmas en esta disciplina y con las bases de una ética, que en sus fundamentos considera la parte más humana.

El ser humano es un organismo vivo y, como tal, es un conjunto de materia, formado por átomos y moléculas, pertenece al mundo visible y es cuerpo entre los cuerpos. Ocupa un espacio y vive en un tiempo determinado, se puede medir y pesar, sus células y órganos se pueden contar y analizar a través de algunas herramientas, como el microscopio. Como organismo vivo, nace, crece y se desarrolla pasando de niño a adulto, pero sin que cambie la identidad en el tiempo: es la misma e idéntica persona durante toda la vida. Está sujeto a todas las leyes de la materia orgánica y no puede evitar la enfermedad ni la muerte. Al organismo material por el cual este ser está en el mundo, se le llama "cuerpo humano". Éste es el primer dato de identidad y diversidad frente a los otros seres vivos, un ser material específico.

La persona humana, en cambio, es la suma de su cuerpo material con su cuerpo racional y emocional; es decir, un ser biológico y social. El ser humano en general no existe, existen personas concretas, sujetos que se pertenecen a sí mismos, poseedores de interioridad. La persona humana y su cuerpo físico, no son un medio, sino un fin en sí mismo, con dignidad invaluable.

Por otra parte, partiendo de la ética médica, que es tan antigua, como ya se ha observado a través de las reflexiones hipocráticas (la principal: "No dañar"); contamos con elementos para las primeras discusiones y reflexiones respecto a la forma de conducirse el médico con los pacientes; a sabiendas de la gran diversidad de profesionales de salud que hoy coexisten, buscaremos hablar de ética aplicada a la consulta privada, para no singularizar en el actuar del licenciado en medicina. Empero, hablar de ética médica, será continuar reconociendo de dónde nacieron las más importantes aproximaciones al actuar ético del personal sanitario.

En cambio, es más joven el término de ética para la salud y hace referencia, según Berlinguer, a los aspectos macro que giran en torno a la distribución de la salud, de gran interés para comprender la forma y la óptica en que se ha dirigido la administración sanitaria. Un tanto de historia refiere Edward Golub en su libro *Los límites de la medicina*, texto que confronta al personal de la salud con los inicios de la salud administrada, hoy concebida como salud pública, pero que le permite tener claridad en su verdadero papel y necesidad de actuar analítico; éste, que es el papel justamente de la ética. Golub describe la medicina antigua en la época del oscurantismo y explica el gran cambio que sufre en los albores de la industrialización inglesa.

A pesar del referente antiguo hipocrático para la bioética, su término fue propuesto por varios autores y acuñado por Potter en 1970, se forma por dos palabras griegas: *bios*, que significa vida, y *éthos* que significa costumbre. Así pues, etimológicamente significa "ética de la vida": la ciencia que regula la conducta humana, en el campo de la vida y la salud, a la luz de los valores y principios morales racionales. Tiene las siguientes características:

- Es humana. Directamente le concierne al humano, e indirectamente a su contexto.
- Es racional. Regula las intervenciones según los valores morales, fundados en la dignidad de la persona.
- Es universal. Pues es válida para todos los seres humanos sin distinción de cultura o religión.
- Es interdisciplinaria. Se sirve de la colaboración de todas las disciplinas implicadas en la vida (Lucas, 2003).

T. Beauchamp y J. Childress, en 1977, propusieron como sus principios: autonomía, beneficencia, justicia y no maleficencia. Todos ellos igualmente importantes, pero que cobran cada uno un peso singular en contextos específicos. De ahí la importancia de la vigilancia a través de los *comités de ética*, que surgieron en 1976, a partir del polémico caso de la desconexión del respirador de la joven Quinlan en Nueva Jersey. Si bien, aún no se estandariza la función de los comités de ética y el nivel de autoridad que ejercen, su papel es de importancia y se crean a partir de expertos y representantes de la sociedad para resolver dilemas éticos. Mientras el camino de la ética es siempre el de la reflexión sobre el acto humano, en la búsqueda de una ética humanitaria, la bioética sale al paso no sólo para recordar los deberes y obligaciones (deontología), sino para delinear directrices morales pertinentes, que ayuden a tomar decisiones sobre dilemas derivados de la biomedicina, como las investigaciones clínicas o los ensayos clínicos controlados.

Es elemental recordar que las cosas son objetos, pero los seres humanos son sujetos personales y no sólo el que tiene el papel del paciente, sino quien lo atiende, y ambos establecen una relación entre personas en un contexto humano. En muchas ocasiones las disciplinas del área de la salud se sumergen en el solo estudio y tratamiento del individuo como objeto vivo: se toma su temperatura, se valora su peso, su talla, sus compartimientos corporales, entre otros, y se le da un tratamiento separando la parte humana. Sin embargo, el individuo es más que un ser vivo, y el alimento es más que un vehículo de nutrimentos. Entonces, se vuelve importante saber más del ser humano, el tener claridad sobre estos aspectos permite un criterio crítico más amplio.

Por ejemplo, los polémicos casos de eutanasia pasiva, en los cuales el sostén técnico del personal médico, así como el soporte hídrico y nutricional es fundamental. Es necesaria la reflexión tras la acción, razón misma de ser de la ética que da lugar a la prudencia, pues no todo lo técnicamente posible es éticamente admisible.

Los intereses de la política sanitaria y económica de los gobiernos, gestarán toda clase de regulaciones en la forma de administrar la salud. La Fundación Mexicana para la Salud (FUNSALUD) cuenta con un ejercicio gráfico que pretende ilustrar la forma en la que se administra y distribuye el preciado bien de la salud, como derecho humano que es. En éste puede observarse la transformación de una base de valores básicos como la inclusión social, la autonomía, la igualdad de oportunidades y la corresponsabilidad social, a una segunda fase de valores políticos mediante los cuales se vuelva dinámico el otorgamiento, la elección y la competencia de servicios. Para ello y en consonancia con la actual economía neoliberal globalizada, no se han hecho esperar las reformas diversas a la universalidad de los servicios y la incorporación de las empresas y seguros médicos. Finalizando así con los grandes valores operativos: equidad, calidad y eficiencia. El estudio de esto, permitirá posicionar si bien, en la punta de estos valores utilitaristas pragmáticos, mantener los pies en los verdaderos valores en los que se asientan, los primeros mencionados.

Estos aspectos macro suelen resultar lejanos y dolorosos para el estudiante de las áreas de la salud, pero sin duda deberán de ser motor para reubicarse entre los intereses macro, los intereses deontológicos y los propios axiológicos.

EL NUTRIÓLOGO Y SU OBJETO DE ESTUDIO

El nutriólogo estudia al humano y su relación con el mundo a través del alimento, para lograr un estado de bienestar. Considerando la tan conocida y utópica concepción de la salud de la OMS, tanto su relación con los alimentos, con el mundo, como consigo mismo, son parte de estar sano. El nutriólogo es el profesional inmerso en la comprensión de la persona que se alimenta desde un enfoque biológico, psicológico y social; la comprensión clara de este fenómeno y sus dos escalas: la nutricia y la alimentaria. En un concepto tan holístico o integral, es fácil renunciar a la labor justificando en la imposibilidad del todo, en un concepto de salud imposible. En su utopía, Platón y Moro la han entrañado como el único camino para una sociedad de bien.

El que no exista una sociedad perfecta, no quiere decir que no debiera serlo o acercarse a ella; es la razón misma de intentarlo, de luchar por sanar sus patologías, como lo son la pobreza, el hambre y la enfermedad. Empezando por sanarnos del no ser buenos en una sociedad que no apuesta a serlo. Por su parte Savater señala que no hay un gobierno tan malo que nos impida individualmente ser mejores. Así pues, prescindir de la filosofía es dejar de lado la reflexión y con ello la ética.

La AMMFEN define al campo de la nutrición clínica por la evaluación y atención nutriológica de individuos sanos, en riesgo o enfermos a través del diseño, la implementación y la evaluación del plan de cuidado nutricio. Las actividades que realiza el nutriólogo van desde la promoción, la prevención, el tratamiento, el control y la rehabilitación. Se desarrollan en unidades y servicios de salud del sector público y del privado. Aunque se han diferenciado como campos profesionales, en el mejor de los casos es de esperarse que en la práctica no se observe una separación real del resto de los campos: nutrición poblacional, tecnología alimentaria, servicios de alimentos y con los campos transversales. Será de esperarse que el nutriólogo clínico observe sus acciones individuales en el colectivo, ya sea en servicios de alimentos, grupos de apoyo o comunidades; que el alimento sea el principal instrumento de acción (de acuerdo con Hipócrates: "que el alimento sea tu medicina"), así como la educación y la investigación, por lo que este apartado pretende extender la acción clínica a todo el quehacer profesional del nutriólogo.

El terreno de la salud es un espacio apropiado, cargado por su naturaleza, de humanidad y confrontación diaria por sostenerse. La salud implica derechos sociales, económicos y culturales; es por ello que una primera reflexión para todo el personal de salud y las instituciones que los forman es si tienen esta visión y la fomentan, o renuncian a la dificultad de ver al hombre como un todo. De ahí que se hable de la salud como derecho humano, y ahora del derecho a la alimentación, promovido por la Organización de las Naciones Unidas para la Alimentación y la Agricultura (FAO) y que en 2011 fue establecido en México. "La salud es un derecho que las sociedades deberían perseguir sin tregua; cuesta trabajo creer que algunos gobiernos contemporáneos escatimen ese derecho y que los individuos renuncien fácilmente a él" (Kraus y Cabral, 1999).

En general, las escuelas de nutrición, incorporadas a la AMMFEN, buscan formar personas profesionales en el ámbito de la dietética y nutrición, están comprometidas con el bienestar de la salud y atienden al fenómeno de la transición epidemiológica y su etiología biopsicosocial. Todas ellas nacieron de sus propias necesidades regionales que conforman, en conjunto, un panorama mexicano. Se habla entonces, de formar "personas profesionales"; generalmente en los currículos se plantea la profesionalización. La formación de la persona es un tema que escasamente se atiende a través del currículo formal y termina más bien formando parte del currículo oculto que se obtiene a través de los valores de los propios profesores en el aula. Se llega a considerar en aquellas escuelas que incorporan asignaturas filosóficas sobre el quehacer humano, como es la ética, no sólo la bioética o la legislación.

Empero, la política educativa ha centrado su acción en el desarrollo de competencias, habilidades, es decir, en el saber hacer y no tanto en el deber ser. Debe buscarse que uno de los fines de la educación sea el desarrollo integral y no la mera capacitación.

El tema de la nutrición, además de sus bases biológicas, trasciende al tema de la humanidad, pues la alimentación es en sí el tema de trasfondo y, en su lado humano, tiene todas las lecturas que exigen a un profesional sensibilizado. La salud es un derecho humano inalienable, compromiso de todos, especialmente de los nutriólogos. Las sociedades humanas siempre se han alimentado y todas fueron adquiriendo dietas específicas en función de su capacidad de producir alimentos, de su medio geográfico y climático, además están vinculadas a prácticas culturales, que han hecho del comer no solamente una función biológica, sino una función social. En la actualidad, el problema de alimentar bien a las poblaciones se agudiza porque ni los recursos naturales ni los alimentos son suficientes en las condiciones históricas y sociales.

El libro *Modelo nacional de formación del licenciado en Nutrición*, señala que los principales cambios en los paradigmas se presentan en diferentes direcciones: del aprendizaje en la escuela al aprendizaje de vida, de la enseñanza de saberes al de un actuar competente y de la persona dependiente al del desarrollo de la persona autónoma, premisa básica del actuar libre y ético (AMMFEN, 2012).

La investigación seguirá siendo uno de los temas de gran preocupación para la bioética, sobretodo, como señala Florencia Luna en sus ensayos, en países "donde la ética se escapa" y existe poca valoración y respeto por las personas. En México la impunidad es un tema controversial, la indolencia y la laxitud están tan arraigadas que en todas las esferas se encuentra la oportunidad de pasar por encima del ciudadano, de menospreciar su valía o, simplemente, subestimar la necesidad de profundizar sobre el impacto de las acciones profesionales y científicas sobre las personas (Luna, 2001).

En los comités de bioética, frecuentemente se aprueban sin más análisis de su impacto social, los estudios de investigación en nutrición o sobre la idea de que "no afectan"; asimismo, con investigaciones sobre alimentos sin la revisión exhaustiva de la protección del ser humano y el manejo de recursos bióticos. Frecuentemente, la implementación de programas de intervención no suele siquiera presentarse a revisión.

Así pues, gran parte de las investigaciones en el área de la nutrición y la alimentación podrían quedar fuera de supervisión, a pesar de que tratan aspectos tan íntimamente ligados al desarrollo humano y social, entre ellos, el alimento como eje de supervivencia y desarrollo invaluable en todo y todos. El abordaje científico de estas investigaciones va desde la medición del cuerpo humano, hasta la manipulación del alimento; del control de entrega de despensas en comunidades con rezago y la invasión a la privacidad para identificar su patrón alimentario, opiniones y sentimientos arraigados, a la experimentación con alimentos en reos, manejo de banco de datos de muestras biológicas o los estudios con placebos para medir el impacto de alimentos adicionados, entre muchas otras. De todas ellas se espera un impacto positivo en la salud, de forma mediata o inmediata, pero poco se miden los riesgos de otros impactos en los sujetos de estudio y sus medios ambientes.

Estos huecos de análisis suelen obedecer a que son subestimados, o que responden a metodologías fútiles e intereses crediticios impulsados por las actuales políticas educativas universitarias para asignar recursos y no tanto que resulte intencional generar un daño evidente o no. Sin embargo, no deja de ser la versión *petit* de los otros grandes daños a la humanidad surgidos de la ciencia, actualmente alusivos a estrategias incluso de biopoder, biopolítica y geopolítica. Por ello, es importante que la investigación universitaria sea muy minuciosa con su actuación, sembrando en el educando el semillero de una comunidad investigadora, consciente y humanitaria, no sólo cientificista.

Cuando Florencia Luna describe aquella "etapa dorada" de la investigación, en la que se investigaba todo y a cualquier precio a favor del futuro de la humanidad o de la seguridad nacional, lo describe igual que hiciera Michel Foucault la biopolítica y el biopoder, como la forma de gobierno basada en el control de la vida. En la investigación, además de valores y créditos científicos, se implica el dinero y el poder. Si no se trabajan estos temas con los educandos, es muy probable que caigan inmersos en el sistema que mueve estas acciones, o en el ingenuo desconocimiento; ninguno de ambos justificará sus acciones, por supuesto. Quedarían sin sentidos los códigos históricos de Nüremberg y de Helsinki, derivados de las atrocidades realizadas en seres humanos. Es necesario revisar los actuales lineamientos, pero regresar a estos códigos primeros y su contexto desde la óptica del biopoder. La diferencia entre aprender normas, reglas y leyes y analizar el contexto y el valor de la persona es la de "hacer ética": comprender, filosofar. No es educar en el "no hacer", sino en el "sí, qué hacer y cómo ser" (Luna, 2001).

Por otro lado, la educación como eje transversal de la carrera que forma a un profesional de la nutrición, encuentra necesario empoderar a través de los valores base de la distribución de la salud a la población: inclusión social, igualdad de oportunidades, autonomía y corresponsabilidad social. El individuo y el colectivo deberán saberse sujetos del derecho a la salud, a la alimentación y a la vida digna; saberse sujetos del derecho a tener derechos sería tal vez el primero.

Un valor interesante, pero posiblemente desconocido en el aula, es el de corresponsabilidad social. Si bien es sabido que tener derechos implica tener obligaciones, poco se educa a la gente en la obligación consigo misma y con el colectivo. El papel del nutriólogo será mostrar el camino a través de hábitos alimentarios saludables, pero con una óptica que integre estas valoraciones que sin duda nunca deberán de ser meramente biologicistas, respetando su autonomía, la búsqueda de placer inherente al mayor de los privilegios que es comer, pero con una óptica también de consumo consciente para el bien común. Pues no sería atribuible a la ética aquello que no respondiera a lo que, si bien sea bueno para uno, lo sea también bueno para todos. Educar en valores a la población será una singular apuesta nueva al éxito de las intervenciones educativas del nutriólogo y para ello, el estudio profundo pedagógico y de los diferentes caminos didácticos, como piedra angular. Retomando aquellos pasos victoriosos de sanitaristas históricos como Boeto o Florence Nigthingale, como de otros grandes promotores de la salud. Por supuesto, con las contribuciones importantes que tenemos actualmente y clásicas desde el romanticismo de Rousseau y Comenio.

El conocimiento y discusión del papel de los valores y virtudes, se vuelve necesario; una vez más, éste es el campo de la ética. Respecto a la educación y como seguramente escribiera Platón en la *República*: Habrá que ayudarnos y ayudarlos a salir de la caverna.

LA ÉTICA EN EL QUEHACER DEL NUTRIÓLOGO

Uno de los aspectos también importantes de la educación alimentaria y nutricional del nutriólogo, tendrá su eje en el consumo de alimentos y lectura del etiquetado. Si bien la accesibilidad parece ser el pilar más influyente de la seguridad alimentaria, sólo parte de éste, se encuentra directamente involucrado a la capacidad adquisitiva. La decisión de compra ha sido ampliamente estudiada por sus interesados, profesionales en mercadotecnia, observando que realmente "el ilusorio" construido alrededor de un producto es más determinante, sobre todo en la población joven y adulta joven.

De ello que las compras giran en torno a grandes establecimientos y los carritos se inundan de: panadería, barras y otros alimentos industrializados, perdiendo las tradicionales compras donde la cocina giraba alrededor de "cocinar", guisar... y no de comprar alimentos rápidos y supuestamente nutritivos. Con una tendencia a adquirir aquellos que menos aporte energético y nutrimental tengan, incluyendo el agua. Rojas y Sartori describen el efecto mediático que influye en las compras. Es urgente consolidar así una verdadera ética de la mercadotecnia, en la que se involucran los profesionales de la nutrición. Reconociendo los costos al hogar y los costos ecológicos de estas compras desenfrenadas e innecesarias, pues no se ha comprobado que mejoren el estado nutricio de la población mexicana. El etiquetado nutrimental deberá servir para orientar la compra y no para confundir y "hacer caer" en la compra. El nutriólogo deberá dar las herramientas para las compras de sus pacientes, no casarse con productos.

Estas herramientas pretenden empoderar realmente al paciente, visto como un hombre consumidor dentro de una economía que así es como le pretende significar como persona. Los gremios profesionales de los alimentos debieran salvaguardar sus verdaderos objetivos, toda vez que en sus reuniones científicas y académicas, se ven envueltos en los intereses empresariales, para volverse intermediarios directos con el consumidor, aconsejando su compra, en vez de realizar una consejería nutricional responsable. El marketing ilustrado y las organizaciones ciudadanas de consumidores, buscan esta nueva tendencia, a la cual deberá unirse el profesional de la nutrición.

Existen otros temas que igualmente deben de rescatarse en el tintero del personal clínico, el nutriólogo convivirá con pacientes que, como todo humano, responden a una realidad social. Encarar esto fue una de las razones que llevaron al surgimiento del nutriólogo como profesión, diferenciada de la dietética, la medicina y la tecnología de alimentos. Sin embargo, en el desarrollo técnico diario de su labor, el análisis social no pareciera ser una herramienta común.

La FAO definió en 2004 a la seguridad alimentaria como "tener acceso físico y económico a una alimentación suficiente, sana y nutritiva, que permita satisfacer las necesidades nutrimentales y preferencias alimentarias para una vida activa y saludable", que es una clara descripción de la visión integral que debe de tener el nutriólogo en todas sus campos; es por ello que se convierte en un tema profesionalizante que llevará al estudiante por la comprensión de temas controversiales pero necesarios, como son la pobreza, el derecho a la alimentación, la política alimentaria y el consumo consciente para la autosustentabilidad.

Es aquí cuando se espera una nueva conducción del nutriólogo, que su terapia dietética considere alimentos regionales y menos dañinos al medio ambiente, la dirección ecofeminista para optimizar los recursos bióticos y combustibles, pero también fomentar el proyecto de equidad de género incluyendo al hombre en el cuidado de la salud y la alimentación de la familia. El estudio profundo de la pobreza y la cultura que la consolida, como de los mecanismos de violencia estructural que la perpetúan, le permitirá comprender las adaptaciones que llevan a los crecientes problemas de obesidad y diabetes.

Asimismo, comprender entonces las nuevas necesidades de integrar estos aspectos, por parte de las políticas sociales y de salud, de forma vinculada. Comprender para actuar en lo individual o colectivo y para asumirse como una autoridad moral y política que agencie cambios reales.

MORAL Y NORMATIVIDAD EN EL EJERCICIO DE LA PRÁCTICA CLÍNICA

En materia de legislación y normatividad se ha avanzado de manera importante en los últimos años con una serie de modificaciones a la Carta Magna, la más reciente hecha incorpora el derecho que todo mexicano tiene a la alimentación adecuada para su bienestar y su desarrollo físico, emocional e intelectual y es responsabilidad del Estado garantizarla, otras modificaciones también se han visto reflejadas en la *Ley Reglamentaria*, la *Ley General de Salud*, las leyes estatales de salud y las normas oficiales mexicanas.

En el código de ética del profesional en nutrición, el Colegio Mexicano de Nutriólogos (artículo 54) establece lo siguiente:

> Las normas legales o jurídicas se caracterizan y se distinguen de las de otros sistemas, principalmente porque el Estado puede imponer su cumplimiento y castigar su inobservancia. La norma jurídica protege valores que responden a necesidades sociales que importan a la colectividad. Por ello, la

formación de la norma jurídica y la decisión de acatarla no dependen ni pueden depender de la voluntad individual. La norma jurídica es expresión de la voluntad colectiva a través del Estado, para definir las reglas obligatorias de conducta que garanticen la protección de los valores sociales considerados por la norma. De ese interés de la colectividad en atender a necesidades del todo social deriva la potestad del Estado para imponer el cumplimiento de la norma jurídica y las atribuciones para castigar su inobservancia.

Dentro de los aspectos éticos y legales, el profesional de la nutrición guardará la confidencialidad de la información que sus pacientes o clientes brinden durante la consulta, salvo aquellos casos en que se amerite y esté bajo la ley. La ley estatal de profesiones en algunos casos como Jalisco y Chiapas, especifican los llamados principios de ética profesional que deben permear las actividades del nutriólogo y hacen mención a legalidad, honestidad, imparcialidad, ética y eficacia, honradez, estudio permanente, eficiencia, cortesía, probidad, independencia, discreción, equidad en el cobro de honorarios, puntualidad y solidaridad.

ASPECTOS LEGALES DE LA PRÁCTICA PROFESIONAL

El quehacer del profesional de la nutrición, en el ámbito de la práctica clínica privada entre otras áreas, se desarrolla bajo el marco legal y normativo, manifiesto en el ámbito federal y estatal, que va desde la conclusión de los estudios de licenciatura, procesos procedimentales del quehacer profesional hasta el equipamiento de las instalaciones donde realiza su trabajo.

La *Ley Reglamentaria* en su artículo quinto constitucional, establece que aquellos individuos que hayan concluido un plan académico, que hubiesen realizado un servicio social y demuestren tener conocimientos, podrán obtener un título y una cédula profesional, y además faculta a cada estado de la República Mexicana para que establezca qué otras profesiones requieren del título para poder ejercer.

Con base en la atribución que se le confiere a cada estado para establecer qué profesiones deben tener título para su ejercicio, casi todos los estados cuentan con una ley de profesiones que establecen, de manera general y a veces específica a través de una lista, las profesiones sujetas a tener título y cédula profesional, en pocas listas se especifica la licenciatura en Nutrición. Por ejemplo, los estados de Guanajuato, Hidalgo, Querétaro, Chihuahua, Jalisco y Chiapas, instituyen de manera incluyente a todas las profesiones que imparten las instituciones de educación media superior y superior que estén reconocidas oficialmente y que podrán contar con el título correspondiente cumpliendo los requisitos de ley.

Otros estados como Veracruz, Sinaloa, Tamaulipas y el Estado de México incluyen todas las profesiones que imparten instituciones educativas reconocidas oficialmente, cabe señalar que la obligatoriedad del título para el profesional de la nutrición queda implícita, aunque posteriormente hacen una lista de aquellas profesiones que deben contar con título para poder ejercer en donde no se incluye la licenciatura en nutrición.

Un planteamiento interesante sobre las profesiones que requieren título para su ejercicio lo hacen el estado de Nuevo León y el estado de Sonora, a diferencia de las anteriores, en la lista de las profesiones que deben contar con título aparece la licenciatura en nutrición.

La *Ley General de Salud* en el artículo 79 señala un listado de profesiones de la salud que están sujetas a contar con los títulos profesionales o certificados de especialización legalmente expedidos y registrados por las autoridades educativas competentes para poder ejercer, entre las que se encuentra la licenciatura en nutrición. Este análisis muestra, en parte, el posicionamiento que la nutrición ha tenido en los últimos años.

Los pasantes que concluyeron su plan académico y necesiten o deseen ejercer alguna actividad laboral profesional y no estén titulados, existe en la ley la opción de solicitar a la Dirección General de Profesiones en el artículo 30 extender una autorización por un término no mayor de tres años y poder trabajar sin el título, en caso de necesitar más tiempo, será el secretario de educación en turno, quien tenga la facultad de dar o no una prórroga.

Existe en las leyes una homologación en la exigencia del título y la cédula profesional para poder ejercer la práctica profesional en nutrición en casi todo el país. Actualmente los procesos de calidad que permea diversos sectores tanto públicos como privados, entre los que está el sector salud, ha dado pie a una nueva exigencia que empieza a surgir en las leyes de los estados de Guanajuato, Querétaro y Chiapas, entre otros, la certificación, ya sea de conocimientos generales en nutrición o de alguna área específica como la nutrición clínica.

La certificación exige a los licenciados en nutrición que se actualicen constantemente de manera efectiva, lo que les permitirá lograr una mejor calidad, ofreciendo así servicios profesionales y éticos a la sociedad. Es posible que la certificación tenga en un futuro mediato carácter de obligatoriedad para poder ejercer la licenciatura en nutrición en nuestro país.

CONSULTA NUTRICIONAL Y REQUISITOS

En México años atrás, la legislación en materia de atención nutriológica no había mucha claridad sobre cuáles profesionales de la salud podían establecer un consultorio privado como opción de trabajo independiente. Se hacía referencia al médico y algunas especialidades así como al odontólogo, pero no al nutriólogo o psicólogo u otro profesional de la salud.

El *Reglamento de la Ley General de Salud en Materia de Prestación de Servicios de Atención Médica,* menciona textualmente en el artículo 10. "Serán considerados establecimientos para la atención *médica*: Aquellos en los que se desarrollan actividades preventivas, curativas y de rehabilitación dirigidas a mantener o reintegrar el estado de salud de las personas" actividades que el nutriólogo desarrolla en la práctica privada; y en el artículo 57:

> Los establecimientos en los que se presten servicios para el control y reducción de peso a pacientes ambulatorios, cualquiera que sea su denominación o régimen jurídico, se considerarán, para efectos de este reglamento como consultorios.

A pesar de que el nutriólogo no sólo controla y reduce peso, atiende individuos sanos, en riesgo o enfermos, la práctica clínica del nutriólogo se relaciona con la evaluación y atención nutriológica a pacientes que requieren planes de alimentación para el cuidado de su salud y van desde la prevención, tratamiento, control hasta la rehabilitación.

En México, las normas oficiales mexicanas (NOM) son de carácter obligatorio, legislan por un lado la actividad profesional de los nutriólogos, así como las que regulan los espacios y su equipamiento de los profesionales de la nutrición; las normas mexicanas (NORMEX) sirven para procesos de certificación, en el caso del nutriólogo: los procesos de atención y servicio al cliente son de carácter "voluntario".

En 2010 se establece el concepto de "consultorio de nutriología", el cual considera a:

> Todo establecimiento público, social o privado, ligado a un servicio hospitalario o dedicado al ejercicio profesional independiente que se dedique al diagnóstico, tratamiento y valoración de la nutrición en pacientes ambulatorios.

Las NOM hacen especificaciones sobre el equipamiento e infraestructura de los consultorios de nutrición independientes o aquellos que se ubiquen dentro de un hospital; un consultorio de nutriología debe contar con las áreas locales, materiales, servicios e instalaciones, así como el mobiliario para brindar un servicio adecuado.

Desde el punto de vista de la NOM-197-ssa-2000: requisitos mínimos de infraestructura y equipamiento de hospitales y consultorios de atención médica) sobre infraestructura, el consultorio nutriológico se considera tipo I de atención médica, y debe contar con un área de recepción o sala de espera, área de interrogatorio y un área administrativa, así como instalaciones sanitarias adecuadas. Otras necesidades a satisfacer en la infraestructura son las de contar con una adecuada ventilación e iluminación, ya sea natural o artificial; la iluminación será con focos ahorradores y enchufes con suministro de corriente eléctrica, apegándose al reglamento de construcción correspondiente; deben contar con la señalización que asegure que todas las personas comprendan el mensaje. Se debe cumplir con el control o la erradicación de fauna nociva, al menos una vez al año, por lo que deberán presentar el comprobante de fumigación o desinfestación correspondiente, otorgado por un establecimiento autorizado.

No se podrá dar consulta en casa-habitación, a menos que cuente con un espacio completamente aislado del resto de la casa y cuente con uso de suelo habitacional-comercial y demás requerimientos de infraestructura marcados en la ley.

Respecto del mobiliario, se debe tomar en cuenta la vida media útil del equipo, a fin de prever su reposición sin afectar el servicio. El equipo debe estar calibrado y deberán pasar las pruebas de inspección, se verifica también el conocimiento y las habilidades del personal sobre el manejo del equipo.

Los consultorios que no cuenten con un servicio de urgencias próximo deberán contar con un botiquín de urgencias.

En los apéndices E y M de la NOM-005-SSA3-2010 que establece los requisitos mínimos de infraestructura y equipamiento de establecimientos para la atención médica de pacientes ambulatorios y la NOM-197-SSA1-2000, que establece los requisitos mínimos de infraestructura y equipamiento de hospitales y consultorios de atención médica especializada, refieren lo siguiente sobre el equipamiento: asiento para el nutriólogo, paciente y acompañante, sillón, guarda de materiales o instrumental, mueble para escribir, sistema para guardar expediente clínico, sistema para archivo, báscula clínica con estadímetro, báscula pesa bebé, cinta antropométrica de fibra de vidrio, plicómetro y somatógrafo.

Sobre el aspecto administrativo se debe llevar un registro diario de los pacientes. Todos los consultorios deben tener un sistema de archivo de expedientes clínicos para el manejo diario, este archivo puede ser centralizado o descentralizado. Expediente clínico, se denomina "al conjunto único de información y datos personales de un paciente, que se integra dentro de todo tipo de establecimiento para la atención médica, ya sea público, social o privado, el cual consta de documentos escritos, gráficos, imagenológicos, electrónicos, magnéticos, electromagnéticos, ópticos, magnetoópticos y de cualquier otra índole, en los cuales el personal de salud deberá hacer los registros, anotaciones, en su caso, constancias y certificaciones correspondientes a su intervención en la atención médica del paciente, con apego a las disposiciones jurídicas aplicables".

En la NOM-004-SSA3-2012 del expediente clínico, se establece que este es un documento legal normado y su aplicación es de obligatoriedad, para su elaboración se consideran aspectos científicos, éticos, tecnológicos y administrativos, el uso y manejo de este documento debe ser conservado y mantener la confidencialidad de la información. Es responsabilidad del personal de salud hacer uso del expediente clínico en cada consulta que brinde, aplicar en los establecimientos prestadores de servicios de atención médica de los sectores público, social y privado, incluidos los consultorios.

Cuando en un mismo establecimiento para la atención médica, se proporcionen varios servicios, deberá integrarse un solo expediente clínico por cada paciente, en donde consten todos y cada uno de los documentos generados por el personal que intervenga en su atención.

Para el caso de los expedientes de atención de nutriología, que se integre como establecimiento para la atención médica ambulatoria independiente o no ligada a un establecimiento hospitalario, tanto la historia clínica como las notas de evolución, se ajustarán a la naturaleza de los servicios prestados, atendiendo a los principios científicos y éticos que orientan la práctica médica.

Cumpliendo con todo lo dicho anteriormente para la apertura de un consultorio de nutriología, la Comisión Federal para la Protección contra Riesgos Sanitarios (COFEPRIS) establece una serie de requisitos que se deberán de cumplir para poder trabajar y no ser clausurado o suspendido para el ejercicio profesional.

Para darse de alta ante COFEPRIS se requiere: Aviso de funcionamiento y de responsable sanitario del establecimiento de servicios de salud, para lo que se emplea el formato COFEPRIS-05-036 para dar de alta y el formato COFEPRIS-05-078 para dar de baja. Estos formatos deben contener datos personales: nombre completo del propietario sin abreviaturas si se trata de persona física (definida como aquella que presta sus servicios de manera dependiente o independiente, o bien, desarrolla alguna actividad empresarial, existen varios regímenes y dependerán de la actividad y el monto de ingresos o razón social), o si se trata de una persona moral (haciendo referencia al conjunto de personas físicas, agrupadas con un fin lícito, el régimen fiscal y las obligaciones que les corresponden son diferentes en relación a si tienen o no fines de lucro), tal y como se dio de alta ante la Secretaría de Hacienda y

Crédito Público (SHCP). Registro Federal de Contribuyentes completo bajo el cual está registrado el establecimiento o persona física.

Posteriormente, presentar aviso de funcionamiento a la Secretaría de Salud, dentro de los 10 días posteriores al inicio de operaciones, con las especificaciones que se señalan en la normatividad vigente.

La licencia sanitaria, tendrá una vigencia de dos años y deberá exhibirse en un lugar visible dentro del establecimiento, cada vez que se reubique el consultorio, se tramitará una licencia sanitaria. En caso de hacer alguna modificación a las condiciones que hubiese sido exigida para el otorgamiento de la licencia sanitaria, deberá ser reportada a las autoridades correspondientes 30 días antes de hacer la modificación, así como la suspensión temporal o definitiva de la prestación de sus servicios serán notificadas. El título profesional, certificados, diplomas y en general, los documentos correspondientes, que lo acrediten como tal se deben colocar a la vista del público.

PRÁCTICA CLÍNICA

Las normas oficiales mexicanas que abordan la práctica clínica del nutriólogo constan de una serie de criterios que permiten unificar conceptos en el área de alimentación, nutrición y salud. Las acciones van enfocadas a la prevención de enfermedades, promoviendo la salud física y mental, se hace énfasis en el diagnóstico precoz y en los tratamientos adecuados que permitan brindar calidad de vida a los pacientes, evitando riesgos y complicaciones. Lo anterior parte de las necesidades de salud que se dan en el país, la morbilidad y mortalidad por ciertos padecimientos, especialmente las enfermedades crónico-degenerativas que afecten a grupos mayoritarios y que afectan la dinámica de diversos sectores de la sociedad, por lo que el Sistema Nacional de Salud debe dar respuesta a través de una serie de políticas, programas y acciones que aterrizan tanto en el ámbito público y privado, las NOM se establecen como una herramienta para que los procedimientos de atención de respuesta efectiva para mejorar la condición de salud de la población mexicana. Existen normas para enfermedades crónico degenerativas como dislipidemias, diabetes mellitus, hipertensión, sobrepeso y obesidad, en las que la alimentación desempeña un papel fundamental preventivo y de rehabilitación; por consiguiente, remite al quehacer del nutriólogo.

En la transición epidemiológica del nuevo milenio el sobrepeso y la obesidad, se han convertido en una prioridad para el sector salud, debido a las dimensiones y efectos que representa la atención a los problemas de salud derivados, por lo que se convierte en un serio problema de salud pública, no sólo en México, sino en otros países.

Por el incremento de tratamientos "milagrosos" y una serie de personas dedicadas al tratamiento de este problema de salud, sin la formación académica adecuada y poniendo en riesgo la salud de la población, se determinó su regulación.

En la NOM-008-SSA3-2010, para el tratamiento integral del sobrepeso y la obesidad, se establecen los lineamientos para el tratamiento integral del sobrepeso y obesidad en el que el nutriólogo forma parte del equipo multidisciplinario en la toma de decisiones para la atención preventiva, quirúrgica y de rehabilitación, queda claro que es el médico y no el nutriólogo quien establece un tratamiento farmacológico. El nutriólogo brindará el tratamiento nutricio que comprende: valoración nutricional; plan de cuidado nutricional; control; pronóstico mediante indicadores clínicos, dietéticos, antropométricos, bioquímicos y de estilos de vida. Por último, hacer la referencia al médico o psicólogo, según el caso.

Cabe destacar que en la norma anterior NOM-174-SSA1-1998, para el manejo integral de la obesidad, el médico era el único al que se le consideraba como responsable del manejo integral del paciente obeso, afortunadamente, con la intervención de la AMMFEN, este punto fue modificado para quedar de la siguiente manera: "El médico será el responsable del tratamiento integral del paciente con sobrepeso u obesidad, el licenciado en nutrición y el psicólogo serán responsables del tratamiento en sus respectivas áreas de competencia profesional", como aparece en la NOM-008-SSA3-2010.

Otro grupo poblacional de gran interés es el grupo materno-infantil, por lo que se desarrolló en la NOM-007-SSA2-1993, atención de la mujer durante el embarazo, parto y puerperio y del recién nacido; criterios y procedimientos para la prestación del servicio, en donde se establecen los procedimientos para la valoración antropométrica que den seguimiento a la ganancia de peso de la madre y el crecimiento longitudinal del producto, así como la atención nutriológica adecuada para evitar complicaciones de salud y asegurar un peso normal del recién nacido a término. Respecto de la lactancia materna exclusiva, los nutriólogos y el personal de salud fomentarán su práctica desde el nacimiento del menor hasta los cuatro o seis meses; esta acción preventiva evita complicaciones a futuro del menor. Existe también una serie de recomendaciones sobre la alimentación dirigida a mujeres en etapa perimenopáusica y posmenopáusica. Como las que aparecen en la NOM-035-SSA2-2002, para la prevención y control de enfermedades en la perimenopausia y posmenopausia de la mujer. Criterios para brindar la atención médica.

En la NOM-031-SSA2-1999, para la atención a la salud del niño, sobresale el control de la alimentación, la vigilancia del crecimiento y desarrollo del niño menor de cinco años y se establecen los indicadores antropométricos, así como los patrones de referencia. Sobre el escolar se realizan acciones de fomento a la salud y se abordan los estilos de vida saludable para evitar estados de malnutrición.

Frente a los graves problemas de alimentación y nutrición existen diferentes programas impulsados por los gobiernos federal y estatales; sin embargo, en la mayor parte de ellos se ha identificado una deficiencia importante, la escasa participación de los profesionales de la nutrición en el diseño, la implementación y la evaluación de los mismos; siendo una de las competencias más importantes de la práctica profesional del licenciado en Nutrición, la educación en nutrición, cuya fase inicial es la orientación alimentaria. Esta situación está sustentada por la norma oficial mexicana NOM-043-SSA2-2012. Servicios básicos de salud, promoción y educación para la salud en materia alimentaria. Criterios para brindar orientación, donde se reconoce en sus disposiciones generales, "que las actividades de orientación alimentaria deben ser efectuadas por personal capacitado o calificado y ser validadas y supervisadas por personal calificado, y especifica en las definiciones como personal calificado, en primer término a los licenciados en nutrición" (SS, 2013).

Finalmente, cabe destacar que el cumplimiento de la aplicación de las normas oficiales mexicanas corresponde a la Secretaría de Salud y a los gobiernos de las entidades federativas en el ámbito de sus respectivas competencias.

A continuación, se listan algunas normas oficiales mexicanas, que tienen un papel relevante en la práctica profesional del nutriólogo.

NOM-030-SSA2-1999	Para la prevención, detección. Diagnóstico, tratamiento y control de la hipertensión arterial sistémica, *Diario Oficial de la Federación*, 31 de mayo de 2010.
NOM-004-SSA3-2012	Del expediente clínico, *Diario Oficial de la Federación*, 15 de octubre de 2012.
NOM-015-SSA2-1994	Para la prevención, tratamiento y control de la diabetes mellitus en la atención primaria, *Diario Oficial de la Federación*, 18 de enero de 2001.
NOM-008-SSA3-2010	Para el tratamiento integral del sobrepeso y la obesidad, *Diario Oficial de la Federación*, 4 de agosto de 2010.
NOM-007-SSA2-1993	Atención de la mujer durante el embarazo, parto y puerperio y del recién nacido. Criterios y procedimientos para la prestación del servicio, *Diario Oficial de la Federación*, 6 de enero de 1995.

NOM-035-SSA2-2002	Prevención y control de enfermedades en la perimenopausia y posmenopausia de la mujer. Criterios para brindar la atención médica, *Diario Oficial de la Federación*, 28 de febrero de 2003.
NOM-031-SSA2-1999	Para la atención a la salud del niño, *Diario Oficial de la Federación*, 9 de febrero de 2001.
NOM-009-SSA2-1993	Para el fomento de la salud del escolar, *Diario Oficial de la Federación*, 3 de octubre de 1994.
NOM-043-SSA2-2012	Servicios básicos de salud. Promoción y educación para la salud en materia alimentaria. Criterios para brindar orientación, *Diario Oficial de la Federación*, 22 de enero de 2013.
NOM-037-SSA2-2010	Para la prevención, tratamiento y control de las dislipidemias, *Diario Oficial de la Federación*, 2 de febrero de 2012.

RECONOCIMIENTO DE LA PRÁCTICA PROFESIONAL

Para la AMMFEN y el Colegio Mexicano de Nutriólogos (CMN), el desarrollo profesional del nutriólogo se debe dar de manera integral, éste debe promover la justicia social estableciendo los indicadores para dar, en términos de alimentación y nutrición, a cada quien lo que requiere de acuerdo con sus condiciones fisiológicas, económicas, psicológicas, culturales y ambientales. Así como el reconocimiento de la alimentación como un valor cultural que nos da identidad que en buena medida define nuestra mexicanidad.

Esta situación lo lleva a considerarse como el profesionista capaz de incidir en las políticas públicas en materia de alimentación y nutrición en beneficio de la sociedad mexicana, desarrollando programas que promuevan la salud y la prevención y el tratamiento de las enfermedades relacionadas con la alimentación y la nutrición. Ante estos planteamientos tanto la Asociación Mexicana de Miembros de Facultades y Escuelas de Nutrición A. C., como el Colegio Mexicano de Nutriólogos A. C., promovieron ante algunos diputados federales, una propuesta para que en la Cámara de Diputados se tomaran algunos puntos de acuerdo que fortalecieran la práctica profesional de los nutriólogos y se logró que el día 30 de marzo del 2006, este órgano legislativo aprobara los siguientes acuerdos:

Primero: Se exhorta a la Secretaría del Trabajo y Previsión Social a modificar, en el ámbito de sus facultades, el catálogo nacional de ocupación para incluir la licenciatura en nutrición en la misma categoría de profesiones que la medicina.

Segundo: Se exhorta a la Secretaría de Salud y al Sistema Nacional de Salud, para que la nutrición se incorpore al catálogo de profesiones del sector público.

Asimismo, el doctor José Ángel Córdova Villalobos, quien fungía como Presidente de la Comisión de Salud de la Cámara de Diputados, presentó en esa misma sesión otra propuesta de acuerdo derivada de los dos anteriores y que se presenta a continuación:

Único. Se exhorta respetuosamente a la Secretaría de Salud a que se cumpla a cabalidad la Norma Oficial Mexicana NOM-043-SSA2-2005, "De servicios básicos de salud, promoción y educación para la salud en materia alimentaria", con el objeto de dar prioridad a las actividades de los profesionales de la nutrición, para que sean encargados de planear y dirigir dichas actividades.

CONCLUSIONES SOBRE EL DEBER SER Y EL DEBER HACER

Los aspectos éticos y legales siempre han formado y formarán parte de nuestra vida en cualquier ámbito. El proceso de crecer y madurar, evoca haber desarrollado las habilidades suficientes para actuar con responsabilidad y por tanto con consecuencias. Por lo que toda profesión, especialmente del área de la salud y de nutrición, que es el abordaje de este libro y capítulo, son necesarios los abordajes éticos y legales por la propia formación del licenciado en Nutrición, que lo enfrenta a diversas problemáticas humanas de los diferentes grupos diana, así como en el trabajo con otros profesionistas, quienes pueden tener diferentes formas de pensar o de resolver problemas.

Finalmente también con las instituciones en las que se ve inmerso o en el desafiante reto del autoempleo; todos ellos con sus propias necesidades y políticas organizacionales. Un egresado es totalmente autónomo, cuando ha logrado que su profesión esté basada en estándares propios, ser crítico, constructivo y asuma su responsabilidad y compromiso con su actuar profesional ante la sociedad. Para ello, los programas de estudio deben de asegurar dentro de sus cursos, el contar con los temas relativos a la normatividad y la ética.

Se espera así que un profesionista con formación ética, se distinga por un comportamiento flexible, de naturaleza investigadora, innovador, tolerante, que haga frente a diversas situaciones complejas y desconocidas, rechazando comportamientos paternalistas, rígidos e igualitarios, con el respeto de la autonomía y dignidad de las personas involucradas.

Decir qué es bueno y qué es malo siempre será motivo de confrontaciones; históricamente vemos posturas de personajes como Hume cuestionando "la subjetividad" en la reflexión ética; mientras que otros, como Platón o los mismos utilitaristas, la encuentran tan objetiva y casi medible a través de sus consecuencias. Será por eso que la ética no se detiene y siempre requiere y obliga a estos encuentros y desencuentros, pero nunca a algo que no sea el pensar para ejercer un acto ético libre y bajo el principio de hacer el bien y evitar el mal. La enseñanza de valores y virtudes se concibe necesaria cuando de educación se trata y más educar a un profesional que en su actuar diario se involucra tanto con la humanidad en su acto más básico y noble: alimentarse. Así pues, urgen profesionales virtuosos, que asienten sus acciones en la justicia, la prudencia, la fortaleza y la templanza.

La moral jurídica cumplirá un papel más conciliador estableciendo para cada contexto cultural, lo que será juzgado como bueno o malo; establecerá todas sus directrices. La enseñanza de estas directrices deberá aparecer en la formación profesional, pero nunca deberá dejarse a un lado la formación ética para, más allá de estas determinaciones morales, enseñar a reflexionar para conducirse hacia el perfeccionamiento humano en el bien. Vivir en un mundo delimitado por el "qué hacer" descrito en reglas y enunciados negativos nos hace actuar bien en una jaula; en cambio, vivir en un mundo sin límites para todo lo que se puede hacer para hacer el bien, es vivir en libertad.

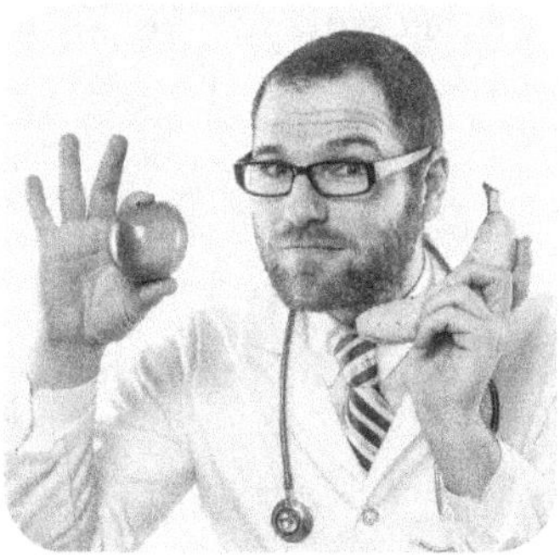

CAPÍTULO

5

METODOLOGÍA

Se realizó un estudio de tipo prospectivo, transversal, descriptivo y observacional (Méndez, 2002), con el propósito de caracterizar la práctica profesional de los egresados de la licenciatura en nutrición que trabajan en la consulta privada y obtener sugerencias para mejorar su formación profesional.

POBLACIÓN DE ESTUDIO Y COBERTURA GEOGRÁFICA

La población de estudio y cobertura estuvo constituida por nutriólogos que trabajaban en la consulta privada, ya sea como trabajo principal o secundario, en el ámbito de influencia de instituciones educativas afiliadas a la AMMFEN.

TAMAÑO DE LA MUESTRA

Debido a la imposibilidad de contar con un marco muestral de los nutriólogos que trabajaban en la consulta privada, no fue factible tomar una muestra probabilística. El tamaño de la muestra fue de 310 nutriólogos que trabajaban en la consulta privada ya sea como trabajo primario o secundario en el ámbito de influencia de las instituciones que participaron en este estudio.

DISEÑO DEL CUESTIONARIO

Para el diseño del cuestionario se integró una comisión con representantes de las siguientes instituciones educativas:

- Universidad Autónoma de Chihuahua.
- Universidad Autónoma de Querétaro.
- Universidad Autónoma de Yucatán.
- Universidad Autónoma Metropolitana, Unidad Xochimilco.
- Universidad del Valle de Atemajac.

Se solicitó a los representantes de las instituciones participantes en el proyecto que enviaran las preguntas que consideraran de interés para incluirse en el cuestionario.

Con el material obtenido se realizó un taller en el que participaron los miembros de la comisión y que tuvo como objetivo la construcción del cuestionario que incluyó seis apartados:

- Datos generales.
- Formación.
- Trayectoria laboral.
- Aspectos relacionados con la consulta.
- Aspectos relacionados con el consultorio.
- Preguntas adicionales.

El cuestionario se envió a todos los miembros del proyecto y posteriormente se realizó un taller al que asistieron 12 representantes institucionales, en el que se expusieron las observaciones recibidas, se añadieron sus propuestas al cuestionario y se hizo un análisis pregunta por pregunta realizando las modificaciones correspondientes. La prueba piloto y la validación del cuestionario se efectuaron por representantes de las siguientes instituciones:

- Escuela de Dietética y Nutrición del ISSSTE.
- Universidad Autónoma de Chihuahua.
- Universidad Autónoma de Querétaro.
- Universidad Autónoma de Yucatán.

- Universidad Autónoma del Estado de México, Centro Universitario Toluca.
- Universidad Autónoma Metropolitana, Unidad Xochimilco.
- Universidad de Ciencias y Artes de Chiapas.
- Universidad de Guadalajara, Centro Universitario del Sur.

Los objetivos más importantes de la prueba piloto fueron:

- Determinar el tiempo mínimo, promedio y máximo para la aplicación del cuestionario.
- Identificar las preguntas que no se entienden.
- Identificar problemas en el formato como: ortografía, redacción, distribución de espacio en cada pregunta.
- Obtener sugerencias para eliminar, modificar o adicionar preguntas.

Finalmente el cuestionario fue aprobado por unanimidad y constó de los apartados mencionados previamente.

APLICACIÓN DEL CUESTIONARIO

La aplicación del cuestionario se hizo en entrevista "cara a cara" y sólo en casos excepcionales se realizó telefónicamente o fue enviada por correo electrónico para su aplicación, en el ámbito de influencia de las siguientes instituciones:

- Escuela de Dietética y Nutrición del ISSSTE.
- Instituto Politécnico Nacional.
- Universidad Autónoma de Aguascalientes.
- Universidad Autónoma de Chihuahua.
- Universidad Autónoma de Ciudad Juárez.
- Universidad Autónoma de Nuevo León.
- Universidad Autónoma de Querétaro.
- Universidad Autónoma de Tlaxcala.
- Universidad Autónoma de Yucatán.
- Universidad Autónoma del Estado de Hidalgo.
- Universidad Autónoma del Estado de México, Centro Universitario Amecameca.
- Universidad Autónoma Metropolitana, Unidad Xochimilco.
- Universidad de Ciencias y Artes de Chiapas.

- Universidad de Guadalajara, Centro Universitario de Ciencias de la Salud.
- Universidad de Guadalajara, Centro Universitario del Sur.
- Universidad de Guanajuato.
- Universidad Anáhuac Mayab.
- Universidad del Valle de Atemajac.
- Universidad Iberoamericana Puebla.
- Universidad Juárez Autónoma de Tabasco.
- Universidad Veracruzana, Campus Xalapa.
- Universidad Veracruzana, Campus Veracruz.

ANÁLISIS DE DATOS

Se realizó una reunión virtual por medio del programa Eskopia con el objetivo de establecer un plan de análisis colectivo. Se les enviaron los resultados de las preguntas a todos los integrantes del proyecto que se dividieron en tres grupos con base en su ubicación geográfica: zona norte, zona centro y zona sur, nombrándose dos coordinadores en cada grupo. A cada grupo se le asignó aleatoriamente un segmento conformado por aproximadamente la tercera parte de las preguntas del cuestionario, con el objetivo de que hicieran un análisis preliminar de cada segmento de preguntas con la orientación de que cualquier miembro del proyecto podía analizar e interpretar cualquiera del total de las preguntas incluidas en el cuestionario y enviarla al grupo al que le correspondía el análisis preliminar respectivo.

Los resultados del análisis preliminar, realizados por cada uno de los grupos, fueron enviados a todos los integrantes del proyecto y posteriormente se realizó un taller presencial al que asistieron 18 miembros y se revisaron los análisis preliminares de los resultados, hechos por cada uno de los grupos correspondientes a las tres zonas geográficas y las modificaciones se acordaron por consenso. Por último, se realizó un tercer taller de análisis con la asistencia de los coordinadores de cada zona geográfica para integrar el informe final.

El análisis de datos cuantitativos se hizo preliminarmente a través del programa de cómputo Excel. El análisis de los aspectos cualitativos que se indagaron a través de preguntas abiertas se hizo por medio de análisis de contenido y solamente se consideraron las respuestas en las que coincidieron por lo menos 5 % de los entrevistados.

CONSIDERACIONES ÉTICAS

1. Los datos se trataron de manera estrictamente confidencial y para los fines señalados en la investigación.
2. La participación de nutriólogos fue voluntaria y tuvieron el derecho de no contestar las preguntas, si así lo consideraban.
3. En caso de presentaciones en eventos o publicaciones en libros o revistas especializadas, los resultados de los cuestionarios de la consulta privada se darán de forma general y en ningún caso se darán resultados por institución educativa o personales.

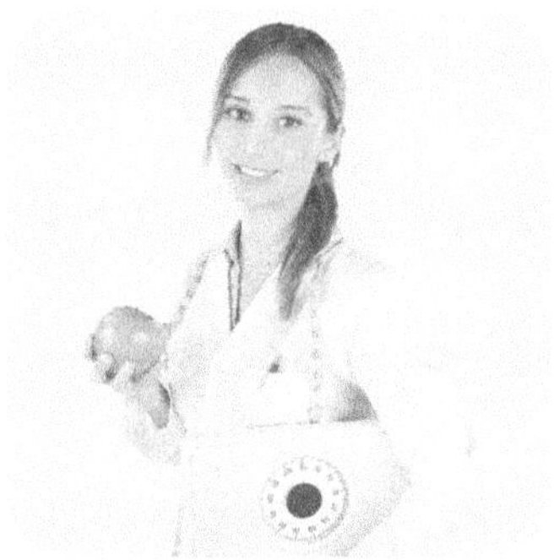

CAPÍTULO 6

RESULTADOS Y DISCUSIÓN

Los resultados y su discusión, se presentan en cuatro apartados: *a*) datos generales y formación profesional; *b*) aspectos relacionados con la consulta privada; *c*) aspectos relacionados con el consultorio, y *d*) resultados adicionales.

DATOS GENERALES Y FORMACIÓN PROFESIONAL

Género

La muestra estuvo formada por 310 licenciados en Nutrición, que laboran en la consulta privada como empleo principal o secundario. Como se puede observar, predominan las mujeres (87.6%) sobre los hombres (12.4%) (fig. 6.1), coincidiendo con otros estudios relacionados con la profesión. En el estudio de seguimiento de egresados realizado por la AMMFEN publicado en 1996, se encontró que 87% de los participantes eran de sexo femenino y sólo 13% del sexo masculino; en el segundo estudio publicado en 2006, el porcentaje de participantes del sexo femenino fue de 82.6% y del sexo masculino de 17.4%. Esta situación puede deberse a que la licenciatura en nutrición ya no es percibida como una profesión exclusiva para mujeres como sucedía cuando se realizó el primer estudio; actualmente se reconoce al nutriólogo, como un profesional fundamental dentro del equipo de salud con competencia para actuar con calidad en su ámbito de desempeño independientemente del sexo (AMMFEN, 1996; AMMFEN, 2006).

Figura 6.1. *Distribución por género.*

Edad

La edad promedio de los participantes fue de 31.7 años, con un mínimo de 22 y un máximo de 62 años. En el primer estudio de 1996, el promedio de edad fue de 28 años, coincidiendo en un mínimo de 22 años pero con un máximo de 45; en el segundo estudio del 2006, se encontró que el promedio de edad de los participantes es de 32.9 años, con un mínimo de 22 y un máximo de 53 (AMMFEN, 1996; AMMFEN, 2006).

Estado civil

Con respecto al estado civil, se encontró que un poco más de la mitad de los nutriólogos que participaron en el estudio son solteros: 53.8 %, menos de la mitad son casados: 40.3 %, y en menores proporciones otros estados como divorciados, unión libre (fig. 6.2).

Al comparar estos datos con los estudios anteriores, se afirma que a lo largo del tiempo se ha incrementado el número de participantes solteros, ya que en 1996 y 2006 los porcentajes fueron menores de 48 y 46 %, respectivamente. Al mismo tiempo, se nota disminución en los participantes casados con respecto a los estudios anteriores realizados en 1996: 52 %, y en 2006 de 45.3 % (AMMFEN, 1996; AMMFEN, 2006).

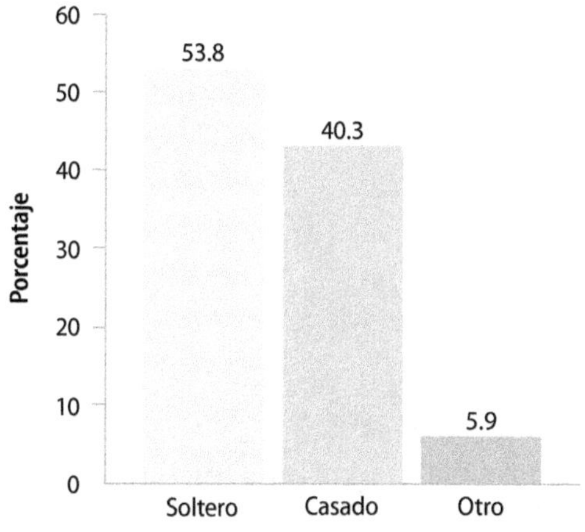

Figura 6.2. *Distribución según el estado civil.*

Egreso

Casi las tres cuartas partes de la muestra, esto es, 74.8 % son profesionistas que egresaron después de 2000 y sólo 25.2 % egresó en años anteriores, lo que es congruente con el hecho de que hasta el año de 1996 solamente 1 % manifestó trabajar en la consulta privada como actividad principal y se incrementó en el año 2006 a 14 %, es decir, que la consulta privada se incrementó considerablemente a partir de ese año.

Servicio social

Más de la mitad de los nutriólogos prestaron su servicio social en el área clínica (56.7 %) y una cuarta parte, en el campo profesional de nutrición poblacional (25 %); como se ha observado en otros estudios relacionados, un porcentaje muy pequeño realiza su servicio social en los campos profesionales de servicios de alimentación (5 %) y tecnología de alimentos, 1.9 % (fig. 6.3).

Haciendo una comparación de la misma pregunta que se hizo en el primer estudio nacional de egresados publicado en 1996 (AMMFEN, 1996), dirigido a la práctica profesional en todos los campos laborales del nutriólogo, se reportó que 36.2 % realizó su servicio social en el campo de la nutrición clínica, el 35.2 % en nutrición poblacional (antes nutrición comunitaria); 6 % en servicios de alimentos, 12.3 % en ciencias de los ali-

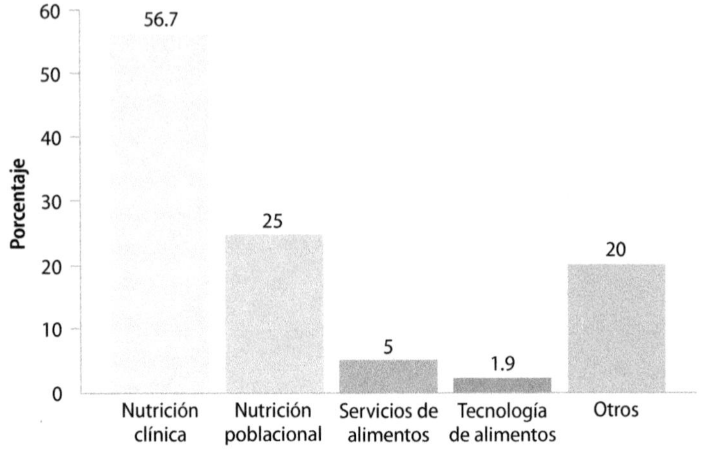

Figura 6.3. *Distribución según los campos profesionales donde realizaron el servicio social.*

mentos, y 10.3%, en otros campos. El campo profesional donde realizan su servicio social con mayor frecuencia sigue siendo nutrición clínica y en este caso, la proporción es mucho mayor, lo que es esperado ya que este estudio se enfoca específicamente a la consulta privada, que está ubicada en este campo.

Es necesario destacar que aun en esta población una proporción considerable de 25% realizó su servicio social en el campo de la nutrición poblacional, lo que es un indicador de la necesidad de los nutriólogos en este campo; sin embargo, este resultado no se ve reflejado en el campo laboral, ya que en el último estudio de egresados publicado en 2006, solamente 7.5% de los participantes manifestó trabajar en este campo (AMMFEN, 2006).

En cuanto al incremento de los pasantes de la licenciatura en nutrición en el campo de la nutrición clínica durante el servicio social, se ha observado que depende mucho de las políticas gubernamentales a las que se apeguen las diferentes universidades, es decir, algunas instituciones de educación superior deben seguir la normatividad de la Secretaría de Salud que a través del Comité de Pregrado y Servicio Social de la Comisión Interinstitucional para la Formación de Recursos Humanos para la Salud (CIFRHS) regula la distribución de las plazas de servicio social del área de la salud. Por otro lado, los otros campos también dependen del desarrollo y tipo de la economía de cada entidad federativa, de esta manera los pasantes insertados en servicios de alimentación coinciden con el desarrollo industrial del norte del país y en el sur los del área poblacional donde se encuentren mayor número de programas comunitarios (SS, 2013).

Titulados y cédula profesional

Un alto porcentaje de los participantes en el estudio se encuentran titulados, 87.3 %; 8.5 % se encuentran en el proceso de obtener su título profesional y una pequeña proporción de 4.2 % mencionó no estar titulado (fig. 6.4). A este respecto, la situación ha cambiado mucho, es decir, en 1996, el porcentaje de titulados era 53 % de la población estudiada, y en 2006 estaban titulados 66 % de la población, lo que representó un incremento de 34.4 %; respecto del primer estudio. Este incremento en la titulación, entre otros factores, puede ser resultado de la exigencia en el cumplimiento de la normatividad, ya que la *Ley General de Salud* en su artículo 79 señala que los profesionistas de la salud están sujetos a contar con títulos profesionales legalmente expedidos y registrados por las autoridades educativas competentes en cada estado de la República para poder ejercer, dejando a las autoridades federales el registro de los documentos y la expedición de la cédula profesional (SS, 2013).

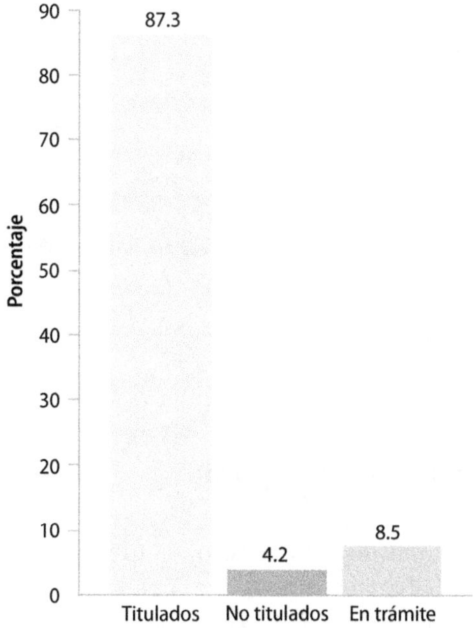

Figura 6.4. *Porcentaje de titulación.*

Además, como se puede observar en la figura 6.5, 80 % de los participantes cuenta con cédula profesional, requisito indispensable para ejercer la profesión; 9.5 % no cuenta con ella y sólo 11.5 % se encuentra en el proceso para obtenerla. En el *Código de Ética del Nutriólogo del Colegio Mexicano de Nutriólogos*, en el artículo 7, se postula que "el nutriólogo no debe asociarse profesionalmente con persona alguna que no tenga cédula para el ejercicio profesional, ni dejar que éstas u otras utilicen su nombre o cédula profesional para atender asuntos inherentes a la profesión". Por tanto, tomando en consideración la normatividad queda claro que para ejercer la profesión, es indispensable que los profesionistas de la nutrición se encuentren titulados y posean cédula profesional (CMN, 2013).

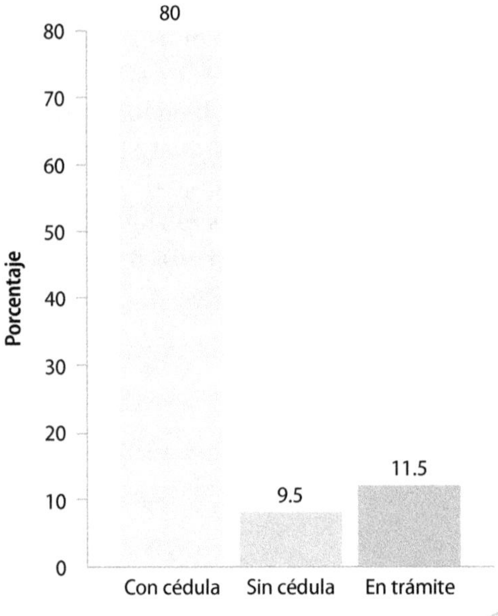

Figura 6.5. *Cuentan con cédula profesional.*

Asesoría para ejercer la consulta privada

Poco más de la mitad de los nutriólogos que participaron en el estudio (54 %) mencionaron haber asesorado y apoyado a estudiantes de la licenciatura en Nutrición para ejercer la consulta privada; esta manifestación de apoyo se encuentra sustentada en el artículo 29 del capítulo quinto: de los deberes para con la profesión, del *Código de Ética del Nutriólogo del Colegio Mexicano de Nutriólogos*, que a la letra dice: "El nutriólogo debe trasmitir sus conocimientos y experiencias a estudiantes y egresados de su profesión con objetividad y en el más alto apego a la verdad del campo de conocimiento actualizado del que se trate" (CMN, 2013).

Conocimientos, habilidades, actitudes y valores más importantes para la consulta privada

La educación y el trabajo deben estar vinculados con todos los medios de producción, y el factor humano es el más relevante, haciendo que las capacidades de los profesionistas se consideren como el principal elemento para garantizar el futuro de las empresas e instituciones (González, 1993).

Esta situación se torna más relevante cuando el profesionista trabaja por su cuenta; aquí los conocimientos, las habilidades, las actitudes y los valores se convierten en instrumentos de promoción del profesional mismo y de la profesión de donde depende el éxito o el fracaso.

Las exigencias del trabajo actual demandan de los nutriólogos que laboran en la consulta privada los conocimientos y dominio de los procesos que realizan, del apego a la normatividad vigente, del cumplimiento a los protocolos de prevención y atención a la salud, el manejo de nuevas tecnologías para el diagnóstico nutricional; de la referencia y contrarreferencia con otros especialistas en la atención y prevención de las enfermedades, el trato ético y con calidez. Los avances tecnológicos y científicos provocan nuevas demandas profesionales, habilidades y necesidades de conocimiento, de actualización y reconversión de las profesiones (Crocker y col., 2009).

En la figura 6.6 se pueden apreciar los **conocimientos** que los nutriólogos que participaron en el estudio sugieren como importantes para su desempeño en la consulta privada, con base en el número de veces que se mencionaron.

Se puede apreciar que los conocimientos están vinculados al área clínica, como la dietoterapia, la nutrición clínica, las patologías, la fisiología, la antropometría, entre otras. Este resultado coincide con un estudio realizado por AMMFEN (2010) donde se reportó que los empleadores mencionaron como imprescindible en los nutriólogos que empleaban los conocimientos sobre nutrición clínica.

En el estudio antes citado los empleadores también señalaron que las principales **habilidades** requeridas son las de comunicación oral, como sa-

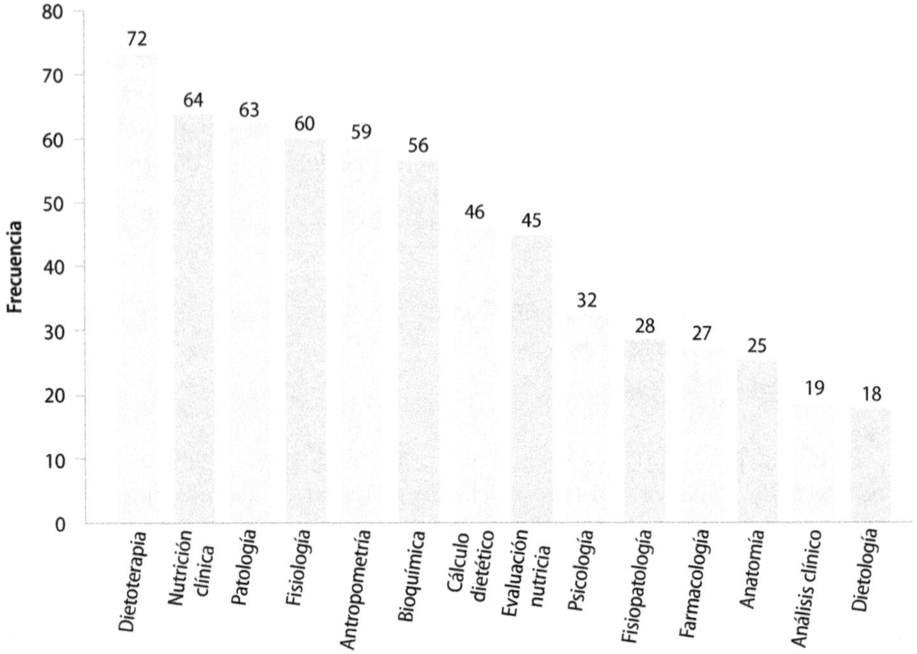

Figura 6.6. *Conocimientos que los nutriólogos consideran importantes para desempeñarse en la consulta privada.*

ber hablar en público, escuchar y poder expresarse de manera asertiva. Así como las habilidades didácticas para la docencia, la orientación alimentaria, el manejo de grupos y las relaciones humanas, en las que se destacó el buen trato a colegas y pacientes. Además, la habilidad para trabajar en equipo, para manejar los conflictos, el manejo de personal y la gestión de programas y proyectos.

En el presente trabajo los nutriólogos participantes coincidieron en considerar como más importante las **habilidades** de comunicación, como puede observarse en la figura 6.7, así como el dominio de las técnicas de antropometría y de cálculo dietético; habilidades para el manejo del paciente y para la integración del diagnóstico, entre otras.

Las habilidades de comunicación fueron mencionadas por más de la mitad de los nutriólogos entrevistados con mucho el aspecto más destacado. Es relevante señalar que generalmente estas habilidades no se consideran formalmente en las asignaturas de los planes de estudio, sino que se desarrollan fundamentalmente en la práctica escolar durante las exposiciones que realizan los alumnos, en el intercambio de ideas entre alumnos y profesores y en las actividades que se llevan a cabo en el trabajo de equipo.

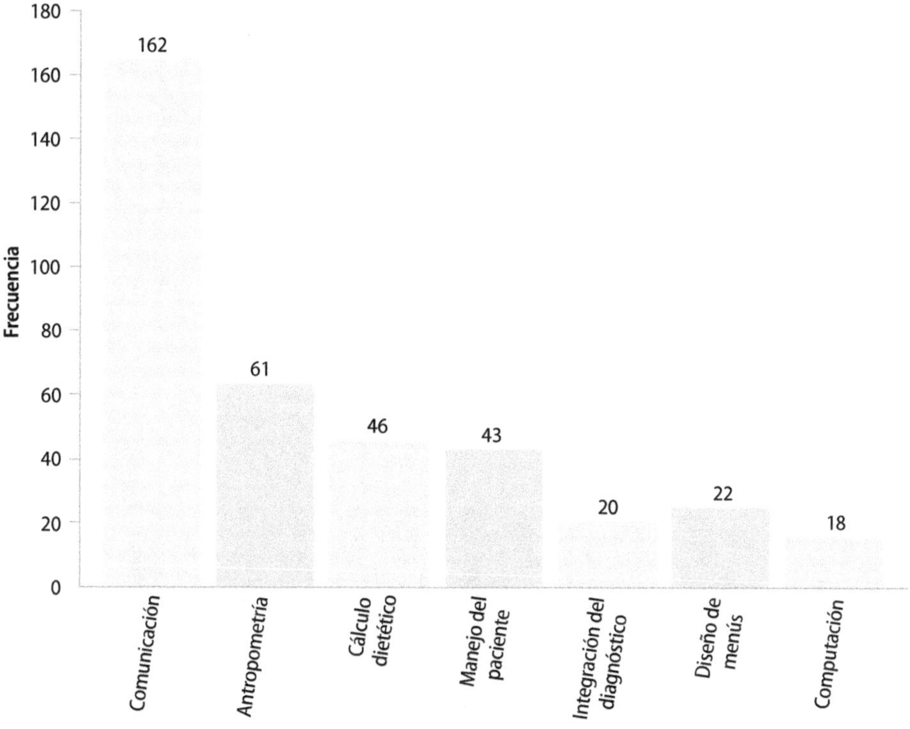

Figura 6.7. *Habilidades que los nutriólogos consideran importantes para desempeñarse en la consulta privada.*

Cuando los modelos educativos se centran en el profesor con técnicas didácticas que tienen como base la conferencia, generalmente se descuida el desarrollo de las habilidades de comunicación.

Con respecto a las **actitudes** que los nutriólogos consideran importantes (fig. 6.8), se encuentran en primer término la actitud positiva, la actitud de servicio, la empatía, el respeto, la amabilidad. Situación que coincide nuevamente con lo reportado en el estudio de empleadores, quienes en primer lugar consideraron la actitud de servicio, de compromiso; la actitud positiva y proactiva; el liderazgo; la empatía y la amabilidad; entre otras (AMMFEN, 2010).

En cuanto a los **valores** que los nutriólogos consideraron como los más importantes para ejercer la consulta privada, en primer lugar señalaron la honestidad, la ética, el respeto, la responsabilidad, la puntualidad, la tolerancia, entre otras, como se aprecia en la figura 6.9.

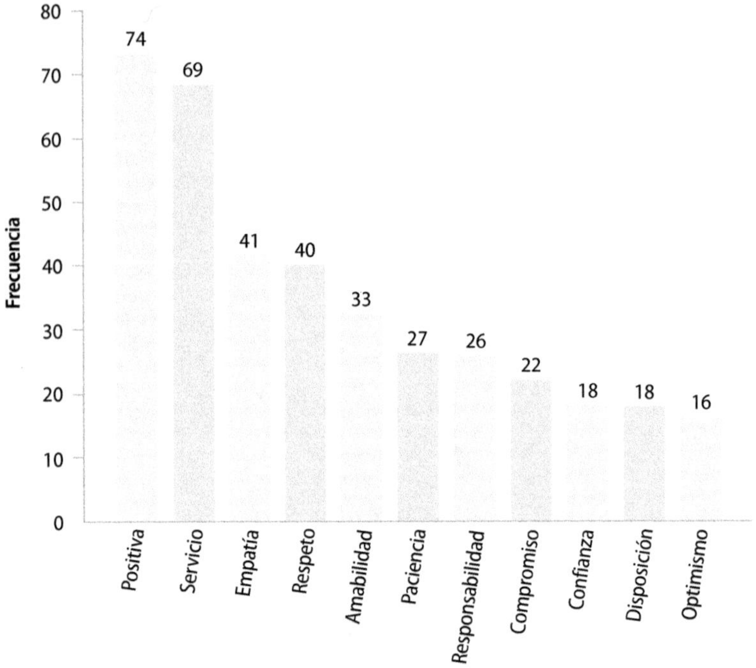

Figura 6.8. *Actitudes que los nutriólogos consideran importantes para desempeñarse en la consulta privada.*

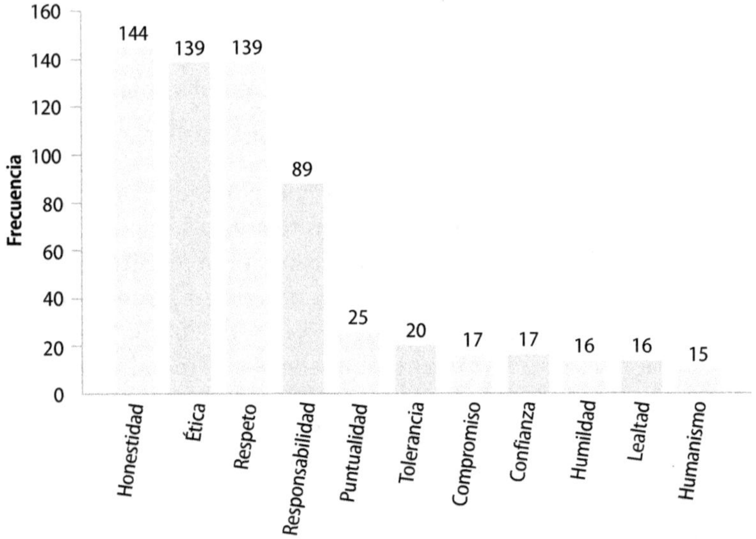

Figura 6.9. *Valores que los nutriólogos consideran importantes para desempeñarse en la consulta privada.*

En el estudio realizado a empleadores, éstos consideraron la honestidad como el principal valor que los nutriólogos deberían tener, coincidiendo de manera significativa con los resultados del presente trabajo; en segundo lugar mencionaron la responsabilidad y, en tercero, el respeto; posteriormente consideraron la puntualidad, la lealtad y la humildad, entre otros.

La gran coincidencia de los valores señalados como más importantes en el trabajo de los nutriólogos en ambas investigaciones debe direccionar la formación en valores en las instituciones de educación superior formadoras de estos profesionales, si bien es conveniente que se promuevan diferentes valores se debe poner énfasis en la honestidad, el respeto y la responsabilidad.

Interdisciplinariedad

En el libro publicado por la AMMFEN en 1996 se comenta:

> Por lo que al egresar los primeros nutriólogos en México, probablemente se encontraron con la dificultad de conseguir un empleo en que se reconocieran las características particulares de esa nueva profesión, especialmente su interdisciplinariedad y además por su poca especialización en un área concreta para solucionar problemas específicos.

La información proporcionada nos permite observar que 80.9% de los nutriólogos trabajan interdisciplinariamente con otros profesionales; el médico es el profesionista con el que más se relacionan los nutriólogos en la consulta privada, 90.7% (fig. 6.10). Lo que se considera un gran logro, ya que cada vez más el nutriólogo se relaciona con otros profesionales de la salud.

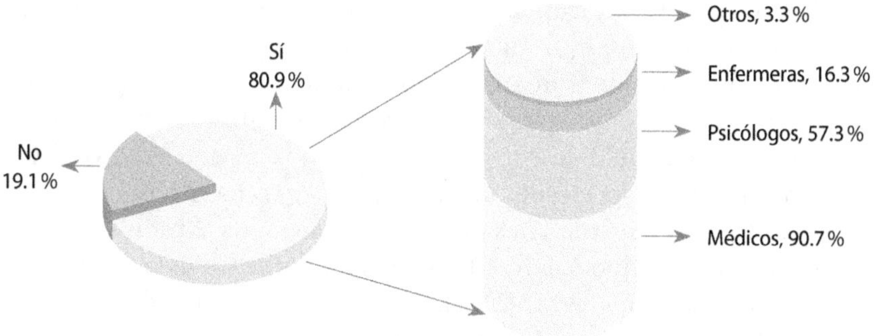

Figura 6.10. *Trabajo interdisciplinario con otros profesionales.*

Estudios de posgrado

En lo referente a la realización de estudios de posgrado, cabe destacar que menos de la mitad (37.6 %) de los nutriólogos señaló haberlos realizado, del total de quienes cuentan con este nivel de estudios lo ha hecho principalmente a nivel maestría (68.0 %), seguido de especialización, 24.2 %, y en menor medida, en estudios de doctorado, 7.8 % (fig. 6.11). Los programas de maestría de mayor incorporación por los encuestados son: maestrías en nutrición (con mayor presencia en nutrición clínica) y maestrías en ciencias (con diferentes áreas de concentración).

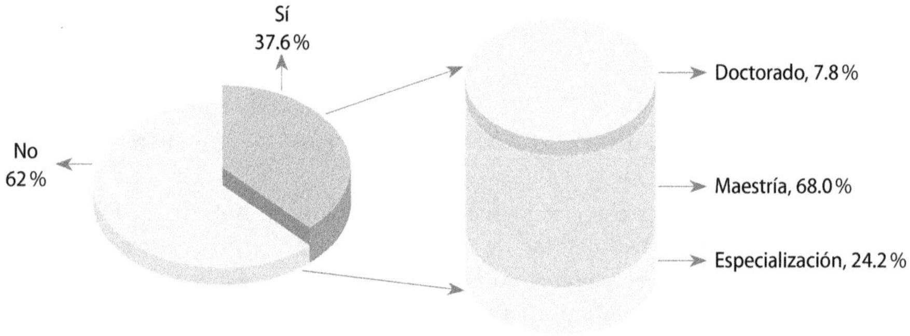

Figura 6.11. *Estudios de posgrado realizados por los nutriólogos.*

En el caso de la especialización, los programas realizados con más frecuencia son los de educadores en diabetes, seguidos de la especialización en nutrición. Lo cual nos indica que los nutriólogos que se dedican a la consulta privada consideran prioritaria la capacitación en el área de nutrición clínica que será una herramienta para reforzar la actividad profesional.

Es importante resaltar que la proporción de egresados que realiza estudios de posgrado se sigue incrementando de manera considerable, en el primer estudio nacional de egresados publicado en 1996 (AMMFEN) solamente 6 % informó que tenía este nivel de estudios, mientras que en el segundo estudio nacional de egresados publicado en 2006 (AMMFEN) fue de 14 %, por lo que respecto del último dato el incremento fue de 23 %.

En cuanto a las instituciones en que realizaron los estudios de posgrado se puede destacar que solamente 54.5 % de los entrevistados lo hizo en instituciones afiliadas a la AMMFEN, por lo que es recomendable que en las escuelas y facultades que aún no cuentan con programas de posgrado analicen las posibilidades de hacerlo. Particularmente es notorio que los estudios de doctorado se realizaron en instituciones ubicadas fuera del país, específicamente en España, por lo que a mediano plazo es recomendable contar con esta opción en facultades afiliadas a la AMMFEN y valorar la posibilidad de hacerlo de manera interinstitucional para aprovechar los mejores recursos humanos y materiales de cada institución participante y tener posgrados reconocidos por el Consejo Nacional de Ciencia y Tecnología (CONACYT).

Cursos

Respecto a los cursos para mejorar la consulta privada realizados durante el año previo a la aplicación del cuestionario, un poco más de la mitad de los nutriólogos, 53.7 %, participaron en cursos con duración igual o mayor a 20 horas.

Es importante mencionar que de los 160 nutriólogos que realizaron cursos de actualización durante el último año, la mitad (50.3 %) sólo efectuó un curso; 32.25 %, dos, y 17.41 %, tres (fig. 6.12).

De los 302 cursos reportados, 192 se realizaron en el área de nutrición clínica, como era de esperarse en función de las actividades que realizan en la consulta privada, 22 cursos fueron realizados en el área de nutrición del deporte e igual número en administración y mercadotecnia. Las otras áreas fueron mencionadas por un porcentaje menor a 5 % de los entrevistados.

Si se considera que aproximadamente la mitad de los nutriólogos que participaron en este estudio no realizaron ningún curso de actualización y

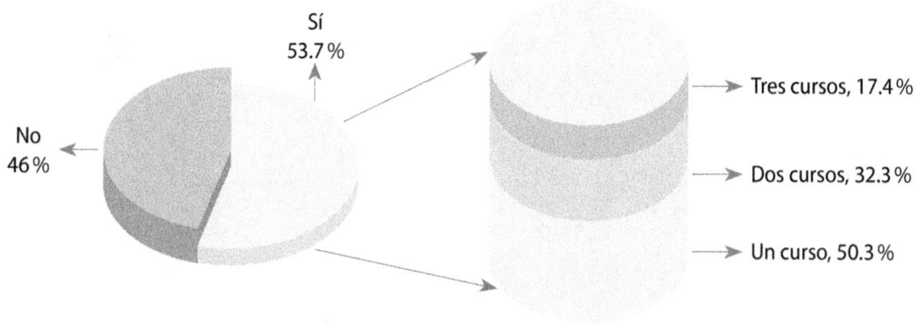

Figura 6.12. *Número de cursos de actualización efectuados por los nutriólogos.*

los que lo hicieron en su mayor parte sólo reportaron un curso, resulta conveniente que las instituciones que forman nutriólogos incrementen la oferta educativa y, en particular, en cursos dirigidos a la consulta privada.

ASPECTOS RELACIONADOS CON LA CONSULTA PRIVADA

Empleo principal y secundario

Con base en los resultados encontrados en el segundo estudio nacional de egresados publicado por la AMMFEN en 2006, en el que se reportó que los que trabajaban en la consulta privada en una mayor proporción lo hacían como trabajo secundario, se decidió en esta investigación incluir a los que ejercían la consulta como trabajo principal o como trabajo secundario, considerando como trabajo principal al que dedicaban mayor cantidad de horas.

En la figura 6.13 se presenta el resultado, se encontró que 40.8 % de los entrevistados se dedican a la consulta privada como empleo principal, mientras que 59.2 % se ubica dentro de la categoría de secundario.

Para el análisis se presentan los resultados de manera general y en algunos casos se separa el trabajo principal o secundario cuando por las características de la variable se consideró pertinente.

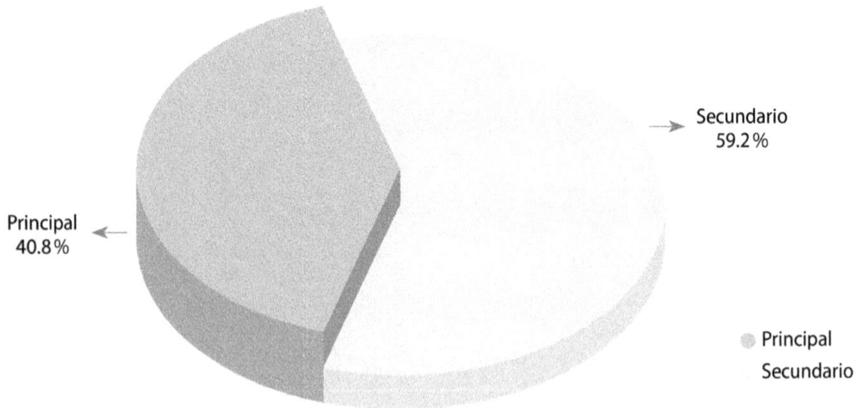

Figura 6.13. *Ejercen la consulta privada como empleo principal o secundario.*

Motivos por los que trabajan en la consulta privada

Conocer los motivos por los que una considerable proporción de egresados ejercen la consulta privada constituyó uno de los objetivos específicos más importantes de esta investigación, considerando que hasta el año de 1996 solamente 1 % manifestó dedicarse a la consulta privada como trabajo principal y, 10 años después, el porcentaje se incrementó hasta 14 %, por lo que era poco frecuente encontrar consultorios de licenciados en nutrición de manera semejante a lo que sucede con los médicos y los cirujanos dentistas, además de que los planes de estudio de la mayor parte de instituciones educativas se orientaban a preparar profesionales para emplearse en las instituciones públicas o empresas privadas.

Por lo anterior, cuando en el medio educativo se trataba el tema de la consulta privada, con frecuencia se decía que los nutriólogos lo hacían por necesidad y que la razón más importante era que no tenían oportunidad de ser contratados en alguna institución, por lo que cuando se construyó la pregunta para la investigación se pretendió dar respuesta a lo siguiente: ¿cuáles son los motivos más importantes por los que los nutriólogos trabajan en la consulta privada?

A los nutriólogos se les hizo la siguiente pregunta abierta: "¿Cuáles son los tres motivos más importantes por los que ejerce la consulta privada? Señálelos en orden de importancia". Para el análisis de resultados, después de hacer una revisión de sus respuestas, se clasificaron en ocho categorías considerando solamente los aspectos que fueron referidos, ya sea como primero, segundo o tercer motivo por una proporción mayor a 5 % de nutriólogos, los resultados se muestran en el cuadro 6.1.

Cuadro 6.1. Motivos por los que los nutriólogos trabajan en la consulta privada.

Motivos	*Gusto*	*Economía*	*Horario*	*Trato con paciente*	*Prevención en tratamiento de enfermedades*	*Oportunidad*	*Actualización*	*No poderse emplear*
Primero	86	27	31	20	52	5	3	4
Segundo	35	41	20	13	41	11	7	3
Tercero	29	63	18	12	22	6	10	8
Total	**150**	**131**	**69**	**45**	**115**	**22**	**20**	**15**

Como se puede observar, 86 entrevistados señalaron como primer motivo el gusto o la satisfacción y solamente cuatro señalaron que por no poder contratarse en alguna institución y, en cuanto a la suma total, considerando los tres motivos señalados 150 egresados, esto es aproximadamente 50 % de los nutriólogos manifestaron que trabajaban en la consulta privada por gusto o satisfacción, en tanto que solamente 11, es decir, menos de 5 % señalaron que por no encontrar trabajo en otro espacio laboral.

En relación con los que contestaron como motivo para trabajar en la consulta privada el gusto o satisfacción, respecto del primer motivo una proporción considerable utilizó expresiones sencillas como: "Por gusto", "Porque me gusta" y en otros casos expresiones, tales como: "Gusto por esa actividad y la clínica", "Es una actividad que me agrada y me sale bien", "Porque es lo que más me agrada hacer", "Convicción personal y amor a la profesión", "Me realiza lo que hago", "Por agrado y placer", "Me apasiona aplicar mis conocimientos con los pacientes", "Es un área profesional que me gusta y satisface", "Por gusto y disfruto hacerlo", "Me gusta más la consulta privada que la de hospitalización".

En relación con el aspecto económico, que fue el segundo motivo en orden de importancia, en la mayor parte de los casos lo señalaron de manera general escribiendo solamente: "Económico", "Economía"; en algunos casos fueron más específicos y se advierte, como era de esperarse, que para una proporción importante que es un segundo empleo es la posibilidad de tener ingresos adicionales y utilizaron expresiones como: "Por aportación económica extra", "Por el cobro como trabajo extra", "Por ingreso extra a mi empleo actual". En otros casos es la posibilidad de obtener un ingreso mayor al salario promedio de los nutriólogos, lo que se puede ejemplificar con las siguientes respuestas: "Remuneración económica buena en pocas horas", "Económicamente te va bien", "Porque es lo mejor pagado", "Los sueldos son bajos en otras ramas o empresas".

El tercer aspecto citado con mayor frecuencia fue la prevención y el tratamiento de enfermedades. Al citar este motivo se expresan valores que son indispensables en el desarrollo profesional de los nutriólogos y se presentaron expresiones como las siguientes: "Realización profesional, poner al servicio de la sociedad mis conocimientos en nutrición", "Motivación hacia prevención de enfermedades relacionadas con la nutrición", "Deseo ayudar a las personas", "Responsabilidad por la comunidad", "Para favorecer la salud nutricional en la población", "Mejorar la calidad de vida del paciente", "Ayudar a las personas a mejorar su estado de nutrición".

Entre los otros aspectos referidos y que se relacionan con horarios, contacto con el paciente, actualización y fuente de oportunidades de empleo, destaca la flexibilidad de horarios que favorece a los que ejercen la consulta privada como empleo secundario, a las personas que estudian posgrados y, en general, a los nutriólogos que por diferentes razones no disponen del tiempo suficiente que demandan los empleos fijos en las instituciones públicas o empresas privadas.

Entre los aspectos citados con menor frecuencia y que están relacionados con la falta de empleo, en el caso de los pocos entrevistados que señalaron estos aspectos como primer motivo y que representan menos de 2 %, lo expresaron de la siguiente manera: "Por necesidad", "Por falta de empleo", "Porque no existe un empleo base", "No encontré trabajo inmediatamente en instituciones públicas".

Tiempo que tardaron en ejercer la consulta privada

El tiempo que tardó 35 % de los nutriólogos en ejercer la consulta privada después de egresar fue menos de un mes, mientras que 23 % tardó de uno a seis meses; 14 % tardó de seis meses a menos de un año, y 28 % fue mayor a un año (fig. 6.14).

De acuerdo con los datos obtenidos, se puede constatar que 72 % de los nutriólogos ejercieron la consulta privada antes de un año después de su egreso, lo que puede indicar que la mayor parte de los que trabajan en esta ac-

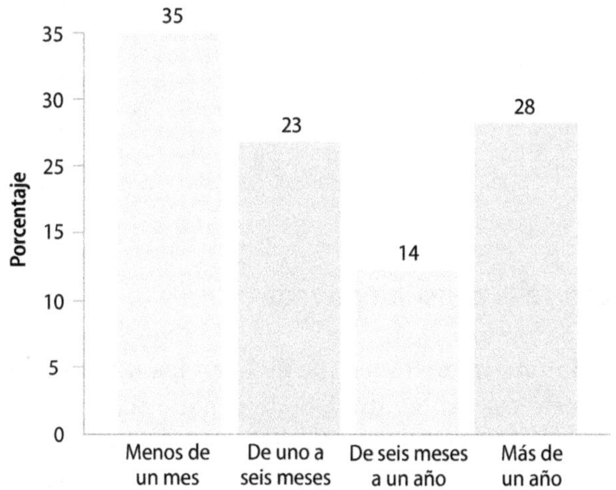

Figura 6.14. *Tiempo que tardaron los nutriólogos en insertarse en la consulta privada.*

tividad no lo hicieron de forma circunstancial, sino más bien, que su decisión fue encaminada desde un principio hacia el ejercicio libre de la profesión.

Antigüedad en el ejercicio de la consulta privada

Como se muestra en el cuadro 6.2, la mayor parte de los nutriólogos que ejercen la consulta privada, lo realizan desde hace menos de 10 años, esto es 87.2 % contra 12.8 % que manifestó dedicarse a esta actividad desde hace más de 10 años y, de acuerdo con los rangos presentados el porcentaje mayor lo tienen los que se dedican a esta actividad de entre uno y cinco años, esto es 40.3 %.

Los datos entre los que se dedican a esta actividad como principal y secundaria no cambian de manera significativa entre cada una de las categorías, como se puede observar en el cuadro 6.2.

Finalmente un dato relevante es que desde hace más de 15 años, 6.2 % de los nutriólogos se dedicaban a esta práctica profesional.

Cuadro 6.2. Tiempo de ejercer la consulta privada.

	Porcentaje		
Rango en años	*General*	*Trabajo principal*	*Trabajo secundario*
< 1	26.2	30.8	22.9
1-5	40.3	37.5	42.4
5-10	20.7	17.5	22.4
10-15	6.6	9.2	5.9
> 15	6.2	5.0	6.5

Tiempo dedicado a la consulta privada

En cuanto al número de horas que dedican los nutriólogos a la consulta privada, 49.5 %, esto es casi la mitad, dedica menos de 10 horas a la semana; 15.6 % dedica de 10 a 15 horas; 12.1 % dedican de 15 a 20 horas; 4.8 % están en el rango de 20 a 25 y 18 % lo hacen por más de 25 horas.

Respecto de las horas que dedican a esta actividad los que se encuentran en la categoría de trabajo primario, el mayor porcentaje está en el rango superior a las 25 horas, contra 3.6 % de aquellos que realizan esta actividad como trabajo secundario (cuadro 6.3).

Cuadro 6.3. Horas a la semana que dedican los nutriólogos a la consulta privada.

	Porcentaje		
Rango en horas	*General*	*Trabajo principal*	*Trabajo secundario*
< 10	49.5	28.3	65.1
10-15	15.6	8.3	19.5
15-20	12.1	17.5	9.5
20-25	4.8	9.2	2.4
> 25	18.0	36.7	3.6

Vale la pena mencionar que dentro de las categorías existe un 28.3% de nutriólogos que se dedican a la consulta privada como actividad primaria ejerciendo no más de 10 horas a la semana, lo que quizá indique que apenas están iniciando esta actividad. Por otra parte, existe una clara congruencia en los datos referentes a la actividad secundaria, ya que la cantidad de horas que los nutriólogos dedican a esta actividad es mayor entre los que dedican menos de 10 horas que con los que dedican mayor cantidad de tiempo.

Personal a su cargo

De los nutriólogos dedicados a la consulta privada, 76% no cuentan con personal contratado que les auxilie en sus actividades; en contrasentido, 24% sí cuentan con trabajadores contratados, de estos, 65.5% sólo cuentan con un empleado; 23.8%, con dos o tres, y 10.7% cuenta con más de tres trabajadores (fig. 6.15). Cabe destacar que del total de los trabajadores contratados, 36.2% son nutriólogos.

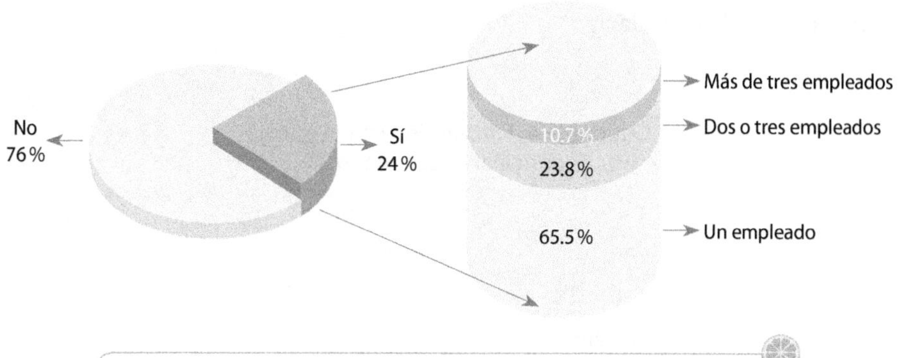

Figura 6.15. *Nutriólogos que cuentan con personal a su cargo.*

Grado de satisfacción con sus actividades

La satisfacción es un elemento fundamental para el adecuado desarrollo de las actividades que cualquier persona emprende, en el estudio realizado cabe destacar que 89.8 % de los nutriólogos dedicados a la práctica privada se encuentran satisfechos con la actividad que desarrollan y sólo 10.2 % no lo está (fig. 6.16). Otro dato relevante es que dentro del grado de satisfacción, 80.5 % se ubica en el muy alto y alto, 16.4 % en medio satisfecho y sólo 3.1 % en el bajo y muy bajo.

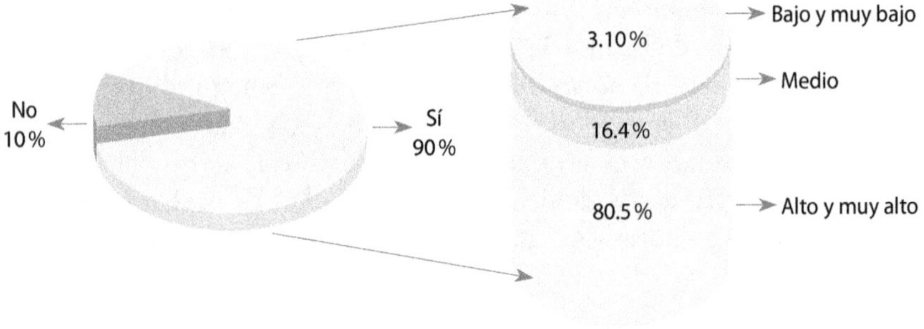

Figura 6.16. *Grado de satisfacción con la actividad que desarrollan.*

En cuanto a la satisfacción entre los nutriólogos clasificados dentro del trabajo principal y de los que se ubican dentro de la categoría de trabajo secundario, los primeros se encuentran más satisfechos que los segundos, ya que como se aprecia en el cuadro 6.4, 95.8 % de los que se dedican principalmente a esta actividad están satisfechos, contra 86 % de los que la realizan como actividad secundaria.

Cuadro 6.4. Satisfacción con el trabajo principal o secundario.

Satisfacción	**Porcentaje**	
	Principal	*Secundario*
Satisfecho	95.8	86.0
No satisfecho	4.7	14.0

En el cuadro 6.5 se puede observar que nuevamente los nutriólogos dedicados a la nutrición privada como trabajo principal se encuentran en el grado de satisfacción muy alto y alto 88.1 %, y en el caso de los clasificados en el trabajo secundario es de 75.1 %.

Cuadro 6.5. Grado de satisfacción del trabajo principal o secundario.

Satisfacción	Porcentaje	
	Principal	*Secundario*
Muy alto y alto	88.1	75.1
Medio	11.7	20.2
Bajo y muy bajo	0.9	4.7

Relación entre formación académica y actividad profesional

En cuanto al grado en que las actividades desempeñadas tienen relación con su formación académica, 48.6 % considera que es muy alta, 38 %, alta, 12 % considera que tienen una relación media, para 1.4 % es baja y ninguno considera que estas no tengan relación (fig. 6.17).

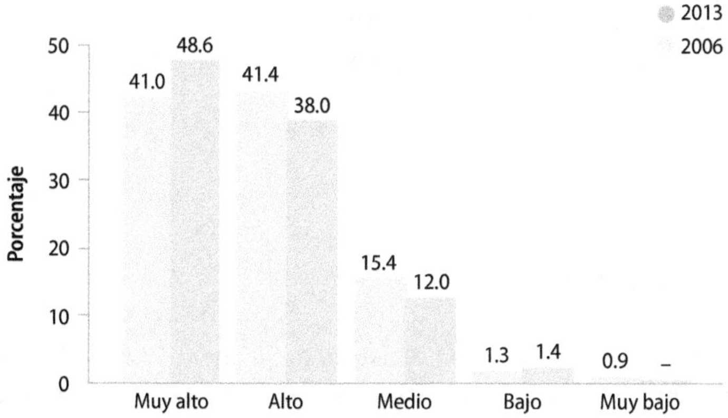

Figura 6.17. *Grado en que las actividades desempeñadas tienen relación con su formación académica.*

Por otra parte, al comparar los resultados de este estudio con el estudio de egresados (AMMFEN, 2006), se puede apreciar que los datos son muy parecidos, aunque la percepción del grado en que las actividades desempeñadas tienen relación con su formación académica aumentó en el grado de muy alto al pasar de 41 % a 48.6 %, esto es, 7.6 % más en el actual estudio que el de 2006.

Número de consultas por semana

En cuanto al número de consultas por semana, 63.6 % de los nutriólogos da menos de 10 consultas, 28.7 % está dentro del rango de 10 a 30 consultas, 4.4 % se encuentra en el rango de los que ofrecen entre 30 y 50 consultas, y 3.2 % ofrece más de 50 consultas por semana.

En cuanto a los que se dedican a esta actividad como principal, se nota una diferencia importante en relación con los que se dedican como trabajo secundario, ya que para estos últimos el mayor porcentaje está dentro de los que dan menos de 10 consultas a la semana con un 82 % contra 39 % quienes lo hacen dentro del trabajo principal (cuadro 6.6).

Cuadro 6.6. Porcentaje de consultas promedio por semana.

	Porcentaje		
Rango	*General*	*Trabajo primario*	*Trabajo secundario*
< 10	63.6	39.0	82.2
10-30	28.7	44.9	16.6
30-50	4.4	10.2	0.0
50-70	0.7	1.7	0.0
> 70	2.5	4.2	1.3

Duración de las consultas

El tiempo que se dedica a la consulta de primera vez se ubicó en mayor porcentaje entre los 45 y 60 minutos, ya que 54.1 % de los nutriólogos dedica este tiempo al ofrecer la consulta, aunque en contraste; 28.6 % dedica menos de 45 minutos, y un 17.2 % más de 60 minutos como tiempo destinado a la consulta. En cuanto a las consultas subsecuentes, disminuye de manera significativa el tiempo destinado, ya que 64.2 % dedica sólo entre 15 y 30 minutos, y 21.5 %, entre 30 y 45 minutos. Un dato que llama la atención es cómo 5.9 % sólo destina como máximo 15 minutos para las consultas subsecuentes y, en cambio, sólo 8.3 %, más de 45 minutos, pero ninguno más de una hora.

Estos resultados bien podrían dejar ver que en promedio los nutriólogos destinan un tiempo razonable para ofrecer la consulta nutricional pero habría que tomar en cuenta que 10.3 % destina menos de 30 minutos en la primera consulta y en el caso de la subsecuentes 5.9 % destinan menos de 15 minutos (cuadro 6.7).

Cuadro 6.7. Tiempo promedio de duración de la consulta de primera y subsecuente.

Primera consulta		Subsecuentes	
Duración en minutos	*Porcentaje*	*Duración en minutos*	*Porcentaje*
< 30	10.3	< 15	5.9
30-45	18.3	15 -30	64.2
45-60	54.1	30-45	21.5
60-75	1.0	45-60	8.3
75-90	13.1	> 60	0.0
> 90	3.1		

Costo de la consulta

En el cuadro 6.8 se puede observar que la mayor proporción se ubica entre los $ 100.00 y los $ 300.00, ya sea en los nutriólogos que desarrollan la consulta privada como trabajo principal (51.3 %) o secundario (60.6 %). Otro rango importante es el que se encuentra entre los $ 300.00 y los $ 500.00 por consulta, ya que 28.2 % en promedio de los nutriólogos que ejercen esta práctica, como trabajo principal o secundario, cobran en este rango; aunque para las consultas subsecuentes este porcentaje disminuye a sólo 16.5 %. Lo que quiere decir que el costo de la consulta, aun cuando cambia según los datos en la consulta de primera y segunda vez, no es de manera significativa.

De los resultados vale la pena también mencionar que solamente 5.5 %, para el caso de la consulta de primera vez, y 2.5 %, para el caso de la consulta de segunda vez, cobran más de los $ 500.00.

Cuadro 6.8. Costo de la consulta de primera vez y subsecuentes.

	Primera consulta (%)			Consultas subsecuentes (%)		
Rango en pesos	*General*	*Trabajo principal*	*Trabajo secundario*	*General*	*Trabajo principal*	*Trabajo secundario*
< 100	9.4	12.8	7.1	15.8	18.8	13.7
100-300	56.8	51.3	60.6	65.3	61.5	68.5
300-500	28.2	30.8	27.6	16.5	17.9	14.9
500-700	3.8	4.3	2.4	2.1	1.7	2.4
> 700	1.7	0.9	2.4	0.4	0.0	0.6

Influyen muchas variables para considerar cuál es el precio aconsejable para el costo de la primera consulta y subsecuentes; sin embargo, en el rango inferior se puede observar que 9.4% de nutriólogos reportó cobrar menos de $ 100.00 y este porcentaje se incrementó a 15.8% cuando se trata de la segunda consulta o subsecuente. Se considera que esta situación puede ser inconveniente para la valoración de la profesión y perjudicar el ejercicio de la consulta privada que actualmente representa una oportunidad de empleo para muchos nutriólogos.

Ingresos

El ingreso mensual de los nutriólogos que se dedican a la consulta privada se encuentra distribuido en general en todos los rangos de manera similar, que van desde menos de $ 1950.00 hasta más de los $ 11700.00, aunque la diferencia entre los que se dedican a esta actividad como trabajo principal con respecto al secundario es notoria, sí se distingue que el ingreso es más alto significativamente para los primeros que para los segundos. Lo anterior se presenta claramente en el cuadro 6.9: 38.1% de los nutriólogos que se dedican a esta actividad como principal obtienen un ingreso superior de $ 11700.00 contra 11.6% de quienes lo obtienen dedicándose como actividad secundaria. También es claro que es más alto el porcentaje de los que se dedican a la consulta privada como actividad secundaria (20.5%) que quienes la consideran su actividad principal (5.7%) y que tiene un ingreso menor de $ 1950.00.

Cuadro 6.9. Ingreso bruto mensual promedio y utilidad neta de la consulta.

	Ingreso bruto mensual (%)			Utilidad neta %		
Rango en pesos	*General*	*Trabajo principal*	*Trabajo secundario*	*General*	*Trabajo principal*	*Trabajo secundario*
< 1 950	14.3	5.7	20.5	22	14	27
1 950-3 900	17.5	13.3	20.5	16	11	20
3 900-5 880	19.1	17.1	20.5	22	18	24
5 850-9 750	16.7	16.2	17.1	17	16	18
9 750-11 700	9.6	9.5	9.6	7	9	5
> 11 700	22.7	38.1	11.6	17	32	6

Considerando que el tiempo que dedican los nutriólogos por semana a la consulta privada es muy variado, se estimó conveniente separar a quienes trabajan menos y más de 20 horas para tener condiciones semejantes entre el tiempo dedicado y el salario. En el cuadro 6.10 se presentan los datos correspondientes al salario de quienes reportaron trabajar más de 20 horas.

Cuadro 6.10. Ingreso mensual promedio de los que trabajan más de 20 horas a la semana.

Rango en pesos	*Porcentaje*
< 1 950	0.0
1 950-3 900	10.0
3 900-5 880	1.3
5 850-9 750	15.0
9 750-11 700	11.3
> 11 700	52.5

En el caso de quienes trabajan más de 20 horas a la semana, más de la mitad de ellos reportaron ganar más de $ 11 700.00 al mes.

En el cuadro 6.11 se presenta el rango de pesos y su equivalente en salarios mínimos con el objeto de que los datos previamente presentados, conserven su vigencia.

Cuadro 6.11. Ingreso mensual promedio y utilidad neta de la consulta.

Rango en pesos	*Salarios mínimos diario*
< 1 950	< 1
1 950-3 900	1-2
3 900-5 880	2-3
5 850-9 750	3-4
9 750-11 700	4-5
> 11 700	> 5

NOTA: Salario mínimo vigente en 2013 en la zona A = $ 64.75.

En cuanto a la utilidad neta se destaca que el porcentaje más alto por rangos se encuentra en los nutriólogos dedicados a la nutrición clínica como actividad primaria, al ser 32 % los que perciben más de $ 11 700.00, contra sólo 6 % de quienes reciben más de $ 11 700.00, dedicándose a esta actividad como secundaria.

También se destaca cómo la utilidad neta es mayor en general en los nutriólogos que se dedican a esta actividad como primaria que quienes se dedican a esta actividad como secundaria.

Medios por los que son referidos los pacientes para la consulta

Se les preguntó a los entrevistados: "¿Por qué medios son referidos los pacientes?", y se propusieron seis opciones: "*a*) médico; *b*) colegas; *c*) pacientes; *d*) conocidos; *e*) publicidad, y *f*) otros". Y se les pidió que los nombraran en orden de importancia. Para el análisis de esta variable, se tomaron en cuenta las primeras tres opciones contestadas por cada entrevistado.

De acuerdo con los resultados obtenidos, el medio más importante por el que son referidos los pacientes son otros pacientes, esta opción fue mencionada por 38 % de los nutriólogos en primer lugar; 42.5 % en segundo lugar, y 16.9 % en tercer lugar, lo cual significa que 95.5 % de los nutriólogos manifestaron esta opción.

El segundo medio fueron los médicos que se mencionaron por 38 % de los entrevistados en primer lugar, y en total fue la opción señalada por 75 % de los profesionales que trabajan en la consulta privada. El tercer medio de referencia son los conocidos que fueron mencionados por 72.5 % de los entrevistados.

Con porcentajes muy bajos fueron mencionadas la publicidad y los colegas, estos últimos sólo fueron referidos por 1% de los entrevistados en primer lugar (cuadro 6.12).

El hecho de que sus propios pacientes sean el medio más importante por el cual son referidos otros pacientes, implica una gran responsabilidad, ya que los nutriólogos dependen de la calidad del trabajo que realicen para tener acceso a más pacientes. Es también importante que el segundo medio de referencia sean los médicos porque de alguna manera se puede interpretar como un reconocimiento al profesional de la nutrición.

Cuadro 6.12. Medios por los que son referidos los pacientes.

Medio de referencia	*Primer lugar*	*Segundo lugar*	*Tercer lugar*
Pacientes	38.0	42.5	15.0
Médico	38.0	18.8	16.9
Conocidos	15.0	22.7	34.8
Publicidad	7.7	6.3	14.5
Colegas	1.0	8.2	13.0
Otros	1.5	1.9	0.5

Motivos por los que acuden los pacientes al consultorio

Con el interés de identificar los principales motivos por los que los pacientes acuden al consultorio, se hicieron dos preguntas, una abierta y una cerrada. La primera: "¿Cuáles son los tres motivos principales por los que acuden los usuarios a recibir atención nutriológica?". La segunda "¿Señale en orden de importancia los aspectos de la alimentación por los que los pacientes acuden a recibir atención nutriológica?".

Las respuestas que se obtuvieron en ambos casos son semejantes, por lo que sin lugar a dudas, y por mucho, el motivo más importante por el que acuden los pacientes a la consulta privada es la obesidad. El resultado tiene relación con la situación epidemiológica de México en donde el sobrepeso u obesidad afecta a más de un millón de niños menores de cinco años, a 5.6 millones de niños entre 5 y 11 años, 6.3 millones de adolescentes y 48.3 millones de adultos (ENSANUT, 2012).

En la pregunta cerrada, 75.3% de los nutriólogos señalaron a la obesidad como el aspecto más importante por la que los usuarios requieren atención nutriológica; 16.8% lo señaló como segundo motivo, y 5.1% como tercer motivo, lo que implica que 97.2 % de los nutriólogos ubicaron a la obesidad entre los tres motivos más importantes de la consulta privada. El segundo aspecto en orden de importancia para la atención nutriológica es la diabetes mellitus, que es la primer causa de mortalidad en el país, aunque solamente fue señalada como primer motivo por 8.9 % de los entrevistados.

Los otros aspectos que fueron señalados de acuerdo con las opciones disponibles: trastornos alimentarios, alimentación infantil, enfermedades renales, alimentación durante el embarazo, enfermedades hepáticas, alimentación familiar, enfermedades oncológicas y desnutrición no alcanzan 3 % como primer motivo; sin embargo, puede destacarse a la hipertensión arterial que fue marcada aproximadamente por la tercera parte de los nutriólogos. Los resultados generales de la pregunta se muestran en porcentaje en el cuadro 6.13.

Cuadro 6.13. Aspectos por lo que los pacientes acuden a recibir atención nutriológica.

Aspectos relacionados con la alimentación	Motivos (%)			
	1o.	*2o.*	*3o.*	***Suma***
Obesidad	75.3	16.8	5.1	**97.2**
Diabetes	8.9	36.0	25.3	**70.2**
Desnutrición	2.6	1.0	1.7	**4.4**
Enfermedades renales	2.1	0.7	1.7	**4.5**
Enfermedades oncológicas	2.1	0.0	1.4	**3.5**
Trastornos alimentarios (anorexia, bulimia y trastorno alimentario no especificado)	1.4	1.4	4.1	**6.9**
Alimentación infantil	1.4	2.0	10.0	**13.4**
Hipertensión	1.4	8.2	25.0	**33.6**
Enfermedades hepáticas	1.4	0.3	1.0	**1.8**
Alimentación en embarazo	1.0	1.4	5.5	**7.9**
Alimentación familiar	0.3	3.4	5.1	**8.8**
Otras	2.6	2.4	2.6	**7.6**

En cuanto a la pregunta abierta, 80 % de los entrevistados también señaló a la obesidad como motivo más importante para la consulta privada; en segundo lugar mencionaron la diabetes mellitus (19.3 %); los otros motivos fueron hipertensión, prescripción médica, para mejorar la salud, apariencia física, deporte y desempeño físico, entre otros.

Ventajas y desventajas de la consulta privada

Se le solicitó a los entrevistados que señalaran las tres *ventajas* más importantes de trabajar en la consulta privada, pidiéndoles que lo hicieran en orden de importancia. Con respecto a las ventajas, después de analizar las respuestas de los egresados, se consideró conveniente clasificarlas en ocho categorías, como se muestra en el cuadro 6.14.

Cuadro 6.14. Principales ventajas de trabajar en la consulta privada (frecuencia).

Ventajas	*Flexibilidad de horarios*	*Ser su propio jefe*	*Aspectos económicos*	*Atención a pacientes*	*Actualización*	*Reconocimiento*	*Ayuda*
Ventaja 1	116	46	34	14	6	10	3
Ventaja 2	62	31	40	30	12	7	8
Ventaja 3	28	36	35	20	11	2	7
Total	**206**	**113**	**109**	**69**	**29**	**19**	**19**

De acuerdo con los entrevistados, se destaca como principal ventaja la flexibilidad de horarios que fue mencionada por 116 nutriólogos en primer término, y como primera, segunda o tercera ventaja fue señalada por 206, es decir, por aproximadamente las dos terceras partes de entrevistados, lo que es congruente con el hecho de que 59.2 % tienen otro trabajo al que le dedican más tiempo. Entre las respuestas que dieron se encuentran las siguientes: "Flexibilidad en el horario", "Puedes establecer tu propio horario de trabajo", "Pongo mi propio horario", "Uno mismo controla sus horarios", "Horario de libertad", "Disponibilidad de horario", "Puede realizarse a cualquier horario", "Trabajas a tu propio ritmo", "Dueño de tu tiempo", "Tiempo para mi familia".

La segunda ventaja señalada en orden de importancia se refiere a que no tienen jefe o que son independientes, y lo expresaron de diversas maneras como las siguientes: "Soy independiente", "Propio patrón", "Negocio propio", "Soy mi propio jefe", "No tener jefe", "Autonomía", "Independencia profesional".

La siguiente ventaja en orden de importancia está relacionada con los aspectos económicos, indicando que para muchos de ellos representaba la oportunidad de tener un ingreso adicional al obtenido en el empleo principal y para algunos la posibilidad de tener ingresos superiores a los que podían obtener como empleados.

La otra ventaja mencionada se refiere al trato con el paciente, considerando que pueden dar una mejor atención y lo expresaron de las siguientes maneras: "Proporcionar atención individual", "Atención personalizada", "Más tiempo para dedicarlo al paciente".

Las otras ventajas referidas con menor frecuencia se refieren a la oportunidad de actualización, la ayuda que prestan a los pacientes para mejorar su salud y que a través de la consulta privada obtienen reconocimiento y prestigio profesional.

Para el análisis de las desventajas éstas se agruparon en las categorías que se presentan en el cuadro 6.15.

Cuadro 6.15. Principales desventajas de trabajar en la consulta privada (frecuencia).

Desventajas	*Ingresos variables*	*Deserción y pocos pacientes*	*Gastos*	*Carencia de prestaciones*	*Inestabilidad*	*Competencia*
Desventaja 1	60	42	16	22	13	7
Desventaja 2	25	26	25	16	6	8
Desventaja 3	10	22	21	13	3	6
Total	**95**	**92**	**63**	**51**	**22**	**21**

La variabilidad en los ingresos es la principal desventaja que manifestaron los nutriólogos encuestados, desventaja que fue manifestada, ya sea en primero, segundo o tercer orden por 95 entrevistados que representan aproximadamente la tercera parte. La siguiente desventaja señalada en orden de importancia y que está relacionada con la variabilidad en los ingresos son la inconstancia, la deserción de pacientes que fue manifestada de las siguientes maneras: "Algunos pacientes son poco frecuentes", "No siempre hay continuidad con los pacientes", "Poca constancia de los pacientes", "Adherencia", "Los pacientes por temporada dejan de asistir", "Pacientes inconstantes", "Mucha paciencia para la continuidad", "Deserción de pacientes".

La desventaja de la inconstancia de los pacientes es un problema sobre el cual hay varios estudios reportados en donde se señala que 30% no sigue los tratamientos curativos y 50% incumple los programas cuando se requieren cambios en los estilos de vida, como es el caso de la mayor parte de las enfermedades que atienden los nutriólogos.

Otra desventaja señalada por aproximadamente 15% de los entrevistados fue la falta de prestaciones como vacaciones, aguinaldo, seguro médico y otras que por ley perciben los empleados de instituciones públicas y empresas privadas.

Las principales desventajas que mencionan los entrevistados son inherentes al desempeño libre de la profesión y es necesario convivir con ellas; sin embargo, sí es posible mejorar algunas condiciones, como las que se refieren a la inconstancia de los pacientes, a través de una mayor formación tanto en las universidades como en cursos de educación continua que pueden ser promovidos por la AMMFEN, sobre todo, si se considera que la mayor parte de los planes de estudio, durante muchos años, estuvieron dirigidos a preparar nutriólogos para emplearse en instituciones públicas o empresas privadas.

ASPECTOS SOBRE EL CONSULTORIO Y PREGUNTAS ADICIONALES

Con el interés de obtener información de los nutriólogos que trabajan en la consulta privada, sobre aspectos del consultorio, se aplicaron reactivos para conocer si el consultorio era propio o rentado, si recibieron asesoría para instalarlo, los requisitos que tuvieron que cumplir para ejercer la consulta privada, el material y equipo con que cuentan y otros aspectos relacionados.

De los entrevistados, 41.79 % señaló como **propio** el consultorio, y 58.3 %, como **rentado**; en este trabajo no se hicieron preguntas adicionales sobre las características de los consultorios ni el costo de la renta, este último aspecto tiene mucha importancia en la determinación del ingreso neto. Es conveniente que en próximas investigaciones, se analice la pertinencia de otro tipo de reactivos que permita tener mayor información en este tema.

En cuanto a la **asesoría** para instalar el consultorio, sólo 14.5 % contestó afirmativamente; en la figura 6.18 se presentan los resultados y quiénes se la otorgaron.

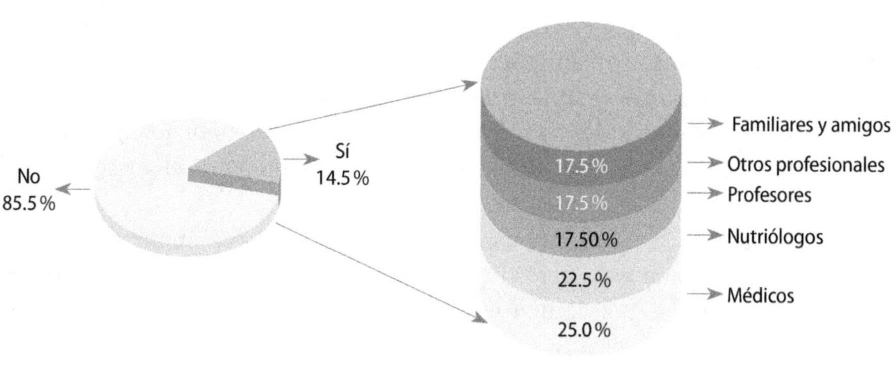

Figura 6.18. *Recibieron asesoría para instalar su consultorio.*

La asesoría para instalar el consultorio fue reportada por un bajo porcentaje de nutriólogos (14.5%) y por una diversidad de medios, por lo que resulta conveniente que en las instituciones de educación superior se analice la posibilidad de incluir este tema en cursos de educación continua o como parte de asignaturas formales en el plan de estudios.

En relación con los **requisitos** que tuvieron que cumplir para ejercer la consulta privada se señalaron los siguientes: en primer lugar contar con cédula profesional; en segundo, cumplir con las leyes, reglamentos y normas oficiales mexicanas y en tercer lugar el equipamiento y el material adecuado. Dentro de dichas leyes, reglamentos y NOM se mencionó contar con Registro Federal de Contribuyentes y/o alta en la Secretaría de Hacienda y Crédito Público, permiso municipal o delegacional (uso del suelo), contar con médico responsable, además de cumplir con normas de higiene, entre otras. El resto de las respuestas sobre los requisitos hacen mención a formación ética, otros aspectos inherentes al establecimiento y funcionamiento físico del consultorio, así como aspectos ligados a conocimientos, habilidades y certificación.

Al preguntarles a los nutriólogos sobre el equipo y material que consideran indispensable para la consulta privada, hicieron mención de los siguientes: báscula clínica, cinta métrica, estadímetro, otros equipos antropométricos y equipo de cómputo; en menor porcentaje mencionaron: baumanómetro, glucómetro y modelos alimentarios.

Cuando los nutriólogos refirieron el material y el equipo con que cuentan respondieron de manera similar; quienes contestaron sobre el material indispensable, más de 90% mencionaron: cintas para medir circunferencias, báscula clínica, estadímetro e impresora; más de la mitad cuenta con plicómetro y analizador de composición corporal. Como se dijo previamente, un importante porcentaje de nutriólogos consideró indispensable contar con baumanómetro y glucómetro; sin embargo, menos de 10% cuenta con ellos, por lo que se sugiere que sea incluido como parte del equipo para mejorar la consulta privada; esto se reafirma de acuerdo con los datos obtenidos en esta investigación en donde se muestra que después de la obesidad, la diabetes y la hipertensión son dos de los motivos más importantes por los que acuden los pacientes al consultorio. En la figura 6.19 se muestra el material y el equipo con que se cuenta en el consultorio.

Adicionalmente, se hicieron preguntas sobre su pertenencia y/o certificación por alguna asociación o colegio. El 24.8% manifestó pertenecer a alguna asociación y solamente 19.7% contestó que están certificados. En ambas respuestas casi la totalidad de entrevistados mencionaron que están asociados y/o certificados por el CMN y con mucho menor fre-

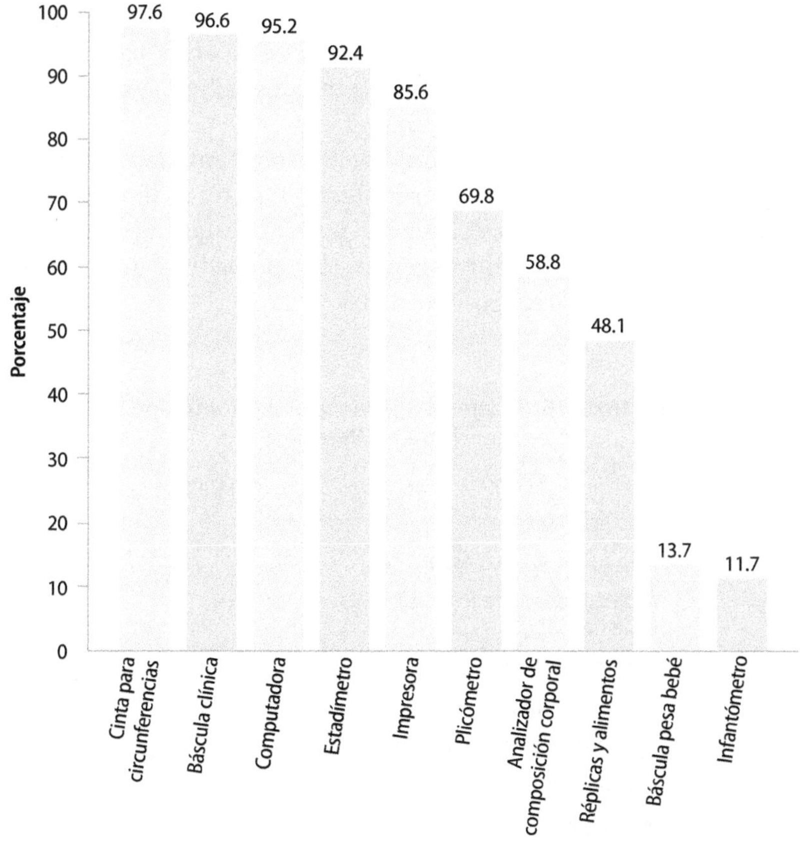

Figura 6.19. *Equipo con que cuentan en el consultorio.*

cuencia se mencionaron la Asociación Mexicana de Diabetes y la Sociedad Internacional para el Avance de la Cineantropometría (ISAK), entre otras.

SUGERENCIAS PARA LAS INSTITUCIONES DE EDUCACIÓN SUPERIOR

Otro objetivo importante de este trabajo de investigación fue obtener sugerencias de los egresados que trabajan en la consulta privada para mejorar la formación de los licenciados en Nutrición, para ello se hizo una pregunta abierta al final del cuestionario que dice textualmente: "¿Qué sugerencias tiene usted hacia las instituciones de educación superior para mejorar la formación profesional del licenciado en Nutrición?" Como era de esperarse, se hicieron sugerencias en muchos campos.

Para el análisis se tomó en consideración solamente la principal sugerencia que hizo cada uno de los entrevistados y el total de sugerencias se tomó como 100%, solamente se presentan las respuestas que fueron citadas como mínimo por 3% de los entrevistados. En el cuadro 6.16 se presentan los resultados de las sugerencias específicas.

Cuadro 6.16. Sugerencias para mejorar la formación de licenciados en Nutrición.

Categoría	*Porcentaje*
Formación práctica	40
Formación en áreas específicas	16
Aspectos relacionados con los docentes	12
Aspectos de la consulta privada	10
Valores y actitudes	8
Egresados y bolsa de trabajo	6
Actualización	5
Investigación	3
Total	**100**

Incrementar el trabajo práctico

De acuerdo con los resultados debe destacarse que la sugerencia hecha por una mayor proporción de entrevistados fue, por mucho, incrementar el trabajo práctico. Promover la capacidad de transferir el conocimiento del mundo del saber y la ciencia al mundo del trabajo profesional se considera una tarea cada vez más importante de la educación superior, que no puede cumplirse sencillamente fomentando estrategias generales de solución de problemas o competencias relativamente generales. A menudo se sugiere que en los planes de estudio la enseñanza y el aprendizaje deberían ser más orientados hacia la práctica.

Diferentes propuestas de innovación curricular incluyen en su modelo mayor trabajo práctico, como el sistema modular o el diseño de planes de estudio por competencias.

En este estudio se hicieron sugerencias para realizar trabajo práctico desde el inicio de la licenciatura: "Realizar más prácticas y desde los primeros semestres", "Que haya prácticas profesionales durante toda la carrera", "Incluir más prácticas lo más temprano posible", "Fomentar las prácticas desde el inicio de la carrera".

La realización del trabajo práctico desde los primeros semestres, contrario a lo que sucede en la mayor parte de los planes de estudio en donde se concentran las ciencias básicas y la formación teórica durante los primeros semestres, dejando la formación práctica en los diferentes campos profesionales para el final de la licenciatura (Coronel, 1999).

Otra propuesta relevante es incrementar la práctica en casos reales, lo que se manifestó de diferentes maneras: "Hacer énfasis en prácticas profesionales para formar a los estudiantes en un medio real", "Más prácticas que se relacionen con la actividad del nutriólogo en su campo laboral", "Más prácticas profesionales", "Empezar a dar consulta con personas reales en vez de analizar casos clínicos", "Extender nuevamente las horas de prácticas profesionales para que el alumno se pueda adentrar al campo laboral", "Que haya más práctica real porque en las clases nos hacían llevar a personas conocidas y no es lo mismo", "Más casos prácticos apegados a la realidad".

En esta investigación las sugerencias están dirigidas fundamentalmente al campo profesional de la nutrición clínica y específicamente a la consulta privada; sin embargo, se identificaron sugerencias que se hacen extensivas a otros campos profesionales como las siguientes: "Más práctica en los diferentes campos profesionales", "Más experiencia en hospitales y servicios de alimentación", "Más prácticas en el área clínica, comunitaria, servicios de alimentos y tecnología de alimentos", "Considero que se deben de ampliar más las prácticas en cualquier área de la nutrición".

Consideramos conveniente que las propuestas relacionadas con incrementar la formación práctica, particularmente durante los primeros semestres, así como más trabajo práctico en situaciones reales dentro del campo de trabajo del nutriólogo, cuidando siempre de no poner en riesgo a los pacientes y guardando buen equilibrio en la relación teoría-práctica, sean tomadas en cuenta por cada institución educativa en los próximos diseños curriculares de la licenciatura. Sin embargo, es pertinente prevenir los riesgos de caer en el extremo de exagerar la formación práctica para el mercado laboral dominante y descuidar la funciones reconocidas de las universidades, como formar el pensamiento crítico, preparar para tareas profesionales no determinadas, promover la innovación y fundamentalmente contribuir a solucionar los problemas de alimentación y nutrición de los diferentes sectores sociales del país, sobre todo, de los más desfavorecidos.

Sugerencias respecto a los docentes

En este trabajo la tercera sugerencia en orden de importancia fue sobre los profesores destacándose aspectos relacionados con la actualización, la formación pedagógica y la experiencia profesional El personal docente es fundamental para garantizar la calidad de los programas educativos y no se puede improvisar contratando a personas sin experiencia.

Es recomendable que tanto la Secretaría de Educación Pública como el CONCAPREN y los organismos relacionados con el otorgamiento del Registro de Validez Oficial de Estudios (RVOE) y en general con la calidad de la educación superior garanticen una planta docente de calidad en los programas educativos de nutriología por el bien de la profesión y de los usuarios.

Educación en actitudes y valores

La educación en actitudes y valores, generalmente se ha descuidado en las instituciones de educación superior, no obstante que está implícita en la práctica docente. La honestidad, la responsabilidad, el respeto, el compromiso social, la disposición y el amor al trabajo son elementos, entre otros, que fueron mencionados y que constantemente están presentes en el proceso educativo.

El interés por la formación en actitudes y valores en la educación superior se ha incrementado en los últimos años como se desprende de la declaración hecha en la Conferencia Mundial de Educación Superior celebrada en París en 1998, en donde se señala la necesidad de que en este nivel educativo se preste particular atención a los principios fundamentales de la ética humana, aplicados a cada profesión y en todos los ámbitos del quehacer humano.

Los organismos responsables de los procesos de evaluación y acreditación de la licenciatura en Nutrición, en sus estándares de calidad, contemplan también la formación en actitudes y valores.

En esta investigación, como en la dirigida a los empleadores, quedó de manifiesto que los valores de mayor importancia que sugieren que se promuevan en las instituciones de educación superior son: honestidad, respeto y responsabilidad. Estos valores, más que declararlos, deben de vivirse cotidianamente en las instituciones por el personal académico, los alumnos, el personal administrativo y todos aquellos que contribuyen en la formación de mejores profesionales de la nutrición y mejores seres humanos.

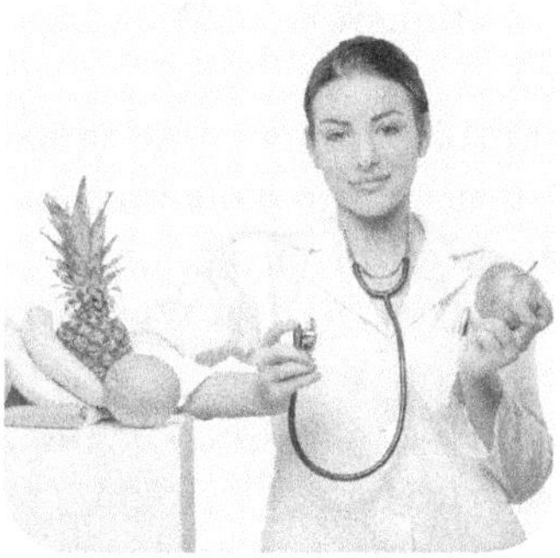

CAPÍTULO 7

CONCLUSIONES Y RECOMENDACIONES

En cuanto al perfil epidemiológico se puede destacar que México continúa con alta prevalencia de desnutrición y un continuo incremento de ENT, por lo que es importante la participación de los nutriólogos para contribuir a la solución de los problemas, preferentemente en el ámbito preventivo y en los grupos de población. Los nutriólogos que trabajan en la consulta privada manifestaron su satisfacción por ayudar a una gran cantidad de pacientes en el tratamiento de las enfermedades relacionadas con la nutrición, particularmente, la obesidad.

En relación con la muestra, como se señaló en el apartado correspondiente, no es de tipo probabilístico por la imposibilidad de contar con un marco muestral, pero se basó en los resultados del estudio probabilístico realizado por la AMMFEN en 2006, en el que el tamaño de la muestra fue de 330 egresados. En este caso se tuvo un tamaño de muestras semejante (310) y se integró en mayor proporción por nutriólogos que trabajaban en la consulta privada como empleo secundario congruente con los resultados del estudio probabilístico.

Es importante señalar que los resultados sobre género, edad, estado civil de esta investigación fueron semejantes a los reportados en el estudio probabilístico de 2006, resultados favorables para considerar que los resultados de la muestra sean cercanos a los de la población.

Los nutriólogos realizaron su servicio social en su mayor parte en el campo profesional de la nutrición clínica seguido del campo de nutrición poblacional y muy pocos egresados en servicios de alimentos (5 %) y tecnología alimentaria (1 %).

Casi la totalidad de entrevistados cuentan con título y cédula profesional o está en proceso de su obtención; sin embargo, es necesario comentar que un 4.2 % manifestó no tener título y 9.5 % carecían de cédula profesional. Es importante que todos los nutriólogos cuenten con estos documentos que son requisitos para ejercer la consulta privada.

En cuanto a los conocimientos que se consideran de mayor importancia para la práctica privada destacan la dietoterapia, patología, fisiología, antropometría, bioquímica, cálculo dietético, psicología y en general los relacionados con la nutrición clínica. En relación con las habilidades, más de la mitad de los nutriólogos mencionaron a las relacionadas con la comunicación oral; estas habilidades con frecuencia son descuidadas en los modelos educativos centrados en el profesor, por lo que se considera conveniente que dada la magnitud de este señalamiento, en las instituciones de educación superior se analicen diferentes estrategias para fortalecer el desarrollo de la comunicación oral.

Por lo que se refiere a las actitudes y valores, los más importantes que requieren los nutriólogos para la consulta privada, de acuerdo con los entrevistados, fueron la actitud positiva y la de servicio y, en cuanto a los valores, los que se señalaron con mayor frecuencia fueron la honestidad, la responsabilidad y el respeto. Estos resultados son semejantes a los reportados en la investigación dirigida a los empleadores y aunque en las instituciones educativas deben de promoverse una variedad de actitudes y valores, resulta claro que se debe poner énfasis en la actitud positiva, la de servicio y en cuanto a valores la honestidad, la responsabilidad y el respeto.

Es gratificante encontrar que cada vez más nutriólogos realizan estudios de posgrado: en 1996 fue de 6 %; en 2005, 14 % y en este estudio fue de 33 %. Es recomendable que las instituciones afiliadas a la AMMFEN que no cuentan con programas de posgrado, contemplen en sus planes de desarrollo contar con esta modalidad de estudios, en lo que respecta a estudios de doctorado; pues el número de nutriólogos que reportaron este nivel de estudios es reducido, resulta conveniente valorar la probabilidad de impulsar doctorados interinstitucionales para aprovechar los mejores recursos humanos y materiales de cada institución participante y lograr doctorados en nutrición reconocidos por el CONACYT.

La actualización técnica y científica es una necesidad de cualquier profesionista; sin embargo, en el caso de los que trabajan en la consulta privada y que tienen poca relación con otros colegas, esa necesidad se incrementa. En esta investigación solamente la mitad reportó haber realizado cursos de actualización de más de 20 horas y en su mayor parte realizaron sólo un curso;

por lo que resulta conveniente que las instituciones formadoras de nutriólogos incrementen su oferta de cursos y particularmente algunos dirigidos a la consulta privada.

De los nutriólogos, 40.8 % se dedica a la consulta privada como trabajo principal y 59.2 % lo hace como trabajo secundario, lo que es congruente con el hecho de que para muchos de ellos representa la oportunidad de obtener ingresos adicionales a los de su trabajo principal y otros más pueden dedicarse a otras actividades, por la ventaja que representa la flexibilidad de los horarios. Por lo anterior, entre otros motivos, el tiempo que dedican a esta actividad es muy variable con un mínimo de una hora por semana y un máximo de 60 horas con un promedio de 23.3 horas para los que ejercen la consulta como trabajo principal y 10.1 horas para los que lo hacen como trabajo secundario.

Uno de los resultados más interesantes de esta investigación fue la identificación de los motivos más importantes por los que trabajan en la consulta privada, porque se suponía que muchos nutriólogos se dedicaban a esta actividad por necesidad y por falta de oportunidades de contratarse en una institución pública o en la iniciativa privada. Los resultados fueron muy diferentes y alentadores para el futuro del mercado laboral de los licenciados en Nutrición ya que el principal motivo que citaron los nutriólogos para dedicarse a esta actividad fue por gusto o satisfacción. Los siguientes motivos en orden de importancia fueron económicos, prevención y tratamiento de enfermedades y la flexibilidad de horarios.

En el mismo sentido resultó de mucho interés que menos de 5 % señalaran como motivo para ejercer la consulta privada el no encontrar trabajo en otro espacio laboral. Esta situación es verdaderamente relevante para el empleo de los egresados, ya que es notorio el interés de muchos estudiantes por dedicarse al ejercicio libre de la profesión. Es recomendable ser cautelosos en la interpretación de resultados, ya que es una actividad laboral que se ha desarrollado de manera importante hasta los últimos 15 años y que en su mayor parte es ejercida como trabajo secundario, por lo que resulta conveniente continuar realizando investigaciones en esta área, además de revisar y promover estrategias que permitan fortalecer este espacio laboral.

Lo expresado en el párrafo anterior sobre el hecho de que la consulta privada se desarrolló de manera importante en los últimos años se fundamenta con la respuesta de los nutriólogos sobre la antigüedad en el ejercicio, ya que 87.2 % señaló que tenía menos de 10 años en esta modalidad de empleo.

Otro aspecto positivo lo constituye la respuesta a la pregunta: "¿Está satisfecho con su trabajo en la consulta privada?"; 90 % de los nutriólogos contestaron que sí, y cuando se les preguntó sobre el grado de satisfacción, un 80.5 % contestaron que alto o muy alto. Las respuestas anteriores fueron mejores cuando se analizaron por separado los grupos correspondientes a trabajo secundario y principal, en este último grupo 95.8 % contestaron estar satisfecho, y sobre el grado de satisfacción, 88 % contestaron que alto o muy alto.

Respecto de la relación entre la formación universitaria y la práctica profesional, 86.6 % la calificaron de alta o muy alta y solamente 1.4 % como muy baja. Estos resultados aportan una evidencia más de la adecuada relación existente entre la formación de los nutriólogos y el empleo; este aspecto también fue calificado de manera positiva en los estudios de egresados de 1996 y 2006.

La variabilidad en el tiempo que dedican a la consulta privada, también se ve reflejada en el promedio de consultas por semana; aproximadamente dos terceras partes otorgan menos de 10 consultas por semana y 23 fue el promedio general.

En cuanto a la duración de la consulta los resultados son más homogéneos. En la primera consulta el tiempo promedio reportado fue de aproximadamente una hora y 54.1 % reportó una duración de 45 a 60 minutos. La duración es bastante menor en las consultas subsecuentes, dos terceras partes dedican de 15 a 30 minutos.

El costo de la consulta muestra un rango entre $ 60.00 y $ 800.00 con un promedio aproximado de $ 300.00 por consulta. Este tema fue ampliamente discutido por el grupo de investigación con el interés de llegar a un consenso para recomendar el costo de la consulta; este consenso no se pudo lograr y la conclusión fue que debido a que influyen muchas variables no era posible establecer un precio específico por consulta, pero sí hubo un acuerdo de que un costo menor de $ 150.00 resulta inconveniente para la valoración de la profesión y el posible riesgo de perjudicar el ejercicio de la consulta privada.

El ingreso mensual también resultó muy variable, desde $ 1000.00 hasta $ 50 000.00 mensuales, lo que es entendible, entre otras razones, por la variabilidad en la dedicación a este trabajo, el promedio reportado fue de aproximadamente $ 10 000.00 mensuales. Cuando se hizo el análisis considerando sólo a los que reportaron trabajar más de 20 horas por semana, manifestaron ingresos superiores a $ 11 700.00, que fue mayor al reportado en el estudio de 2006 que incluyó a los egresados de todos los campos profesionales. Para conclusiones más completas y precisas, se considera necesario realizar una investigación en donde se incluyan las diferentes variables implicadas en el salario.

En relación con los motivos por los que acuden los pacientes al consultorio, no queda ninguna duda que el motivo principal de la atención nutriológica es la obesidad, que fue mencionada casi por la totalidad de los nutriólogos y los siguientes motivos fueron la diabetes y la hipertensión. Considerando lo anterior y el perfil epidemiológico de la población mexicana, resulta conveniente que las instituciones educativas otorguen una formación exhaustiva en la prevención y tratamiento de estas enfermedades. Por supuesto, no se deben de descuidar los aspectos relacionados con la prevención y el tratamiento de la desnutrición que aunque en esta práctica laboral específica, la atención de este problema fue muy reducida, no se debe de olvidar que la alta prevalencia de desnutrición en México fue uno de los motivos más importantes para la creación de la licenciatura y que el problema no se ha resuelto. A pesar de las demandas del mercado laboral, es conveniente continuar con la formación general de los nutriólogos en los diferentes campos profesionales y promover la atención en la consulta privada en otra diversidad de aspectos.

En cuanto a las principales ventajas y desventajas para trabajar en la consulta privada fue notorio que los nutriólogos mencionaron con mayor frecuencia las ventajas; entre ellas la principal fue por mucho la flexibilidad de horario señalada por aproximadamente las dos terceras partes de la muestra. En orden de importancia siguieron los aspectos económicos y la independencia del trabajo que fueron mencionados por la tercera parte de los entrevistados. En cuanto a las desventajas de trabajar en la consulta privada, las tres más importantes que fueron mencionadas por menos de la tercera parte de los entrevistados correspondieron a la variabilidad en los ingresos, la deserción de los pacientes y la carencia de prestaciones.

Por lo que se refiere al consultorio, se puede destacar el bajo porcentaje de nutriólogos que recibieron asesoría para su instalación, por lo que es recomendable que estos conocimientos se obtengan en la universidad. En cuanto al equipo con que cuentan en el consultorio, casi la totalidad cuenta con: cinta para medir las circunferencias, báscula clínica, estadímetro, computadora e impresora, y más de la mitad con plicómetro y analizador de composición corporal. En un dato relevante, menos de 20% manifestaron contar con glucómetro y baumanómetro, por lo que se recomienda como parte del equipo para mejorar la consulta privada, considerando que después de la obesidad, la DM2 y la hipertensión fueron los siguientes motivos de importancia para la atención en la consulta privada.

En relación con las sugerencias de los entrevistados a las instituciones educativas para mejorar la formación de los nutriólogos, se destaca la semejanza con las sugerencias que hicieron los empleadores, en ambas investigaciones la principal sugerencia fue el incremento del trabajo práctico. En las sugerencias anteriores se destaca la realización del trabajo práctico desde los primeros semestres, así como más trabajo práctico en situaciones reales en la consulta privada, guardando mejor equilibrio en la relación teoría-práctica. Es importante que las instituciones educativas tomen en cuenta estas recomendaciones en los próximos diseños curriculares; sin embargo, es pertinente prevenir los riesgos de caer en el extremo de exagerar la formación práctica para el mercado laboral dominante y descuidar otras funciones reconocidas de la universidad.

Otra sugerencia importante se refiere a los docentes destacándose aspectos como la actualización, la formación pedagógica y la experiencia profesional. Es recomendable que tanto la Secretaría de Educación Pública como el CONCAPREN y los organismos relacionados con el otorgamiento del Registro de Validez Oficial de Estudios y en general con la calidad de la educación superior, garanticen una planta docente confiable en los programas educativos de nutriología, particularmente en las instituciones de nueva creación.

Una tercera sugerencia se refiere a la formación en actitudes y valores, en la investigación dirigida a los empleadores y en esta investigación se mencionaron con mayor frecuencia la honestidad, el respeto y la responsabilidad que deben practicarse cotidianamente por el personal académico, los alumnos, el personal administrativo y todos aquellos que contribuyen en la formación de mejores profesionales de la nutrición y mejores seres humanos.

Finalmente, es importante señalar que esta investigación se logró, gracias al esfuerzo de la AMMFEN y 22 instituciones educativas asociadas, y que es la primera vez que se realiza un trabajo de este tipo sobre la consulta privada y es necesario advertir que, considerando que es un espacio de empleo que se ha desarrollado de manera importante en los últimos años, y que es posible que a futuro sea una de las más importantes fuentes de empleo para los nutriólogos, se recomienda que se realicen nuevas investigaciones que valoren los cambios que se presenten y profundicen en el tema con el interés de formar cada vez mejores nutriólogos al servicio de la sociedad.

ACERCA DE LOS AUTORES

Samuel Coronel Núñez

Doctorado en Ciencias Pedagógicas, Centro para el Perfeccionamiento de la Educación Superior, Universidad de La Habana Cuba, 1999. Maestría en Enseñanza Superior, Facultad de Filosofía y Letras, Universidad Nacional Autónoma de México (UNAM), 1993. Maestría en Ciencias Químicas, UNAM, 1983. Diplomados en: Tratamiento Integral de la Obesidad, EDN-ISSSTE, 2005; Diseño de Encuestas, Inegi, 1993; Metodología de la Investigación, UAM, 1995. Profesor investigador titular C, de tiempo completo en la Universidad Autónoma Metropolitana, Unidad Xochimilco. Consejero Académico, UAM-X, 1999-2001 y 2003-2005. Secretario de la AMMFEN, 1994-1996 y 2004-2006. Mención honorífica en licenciatura y maestría. Autor de dos libros, dos capítulos de libro y cinco artículos sobre formación y mercado laboral de los nutriólogos en México. Actualmente, estudiante de la Maestría en Nutrición y Dietética, por la Fundación Universitaria Iberoamericana.

Rafael Díaz García

Maestría en Tecnología Educativa, Instituto Latinoamericano de la Comunicación Educativa. Licenciado en Nutrición, Universidad Autónoma Metropolitana, Unidad Xochimilco. Coordinador de la Licenciatura en Nutrición Humana, Universidad Autónoma Metropolitana, Unidad Xochimilco, de 1997 a la fecha. Profesor investigador titular C., Universidad Autónoma Metropolitana, Unidad Xochimilco. Presidente de la AMMFEN, 2004-2006. Medalla al Mérito Universitario por haber obtenido las mejores calificaciones de su generación, Universidad Autónoma Metropolitana, julio, 1989. Premio Nacional de Solidaridad 1993 otorgado por el Consejo Consultivo de Solidaridad de la Secretaría de Desarrollo Social. Autor y/o coautor de tres libros y cuatro capítulos de libro.

Rey Gutiérrez Tolentino

Doctor en Ciencias Biológicas. Profesor titular C del Departamento de Producción Agrícola y Animal de la Dirección de Ciencias Biológicas y de la Salud de la Universidad Autónoma Metropolitana, Unidad Xochimilco. Investigador nacional nivel 1 (SNI-CONACYT), 2005-2007, 2008-2011. Docencia: 29 módulos de "Energía y consumo de sustancias fundamentales", Tronco Común Divisional y 11 módulos de "Nutrición y Sociedad", Licenciatura en Nutrición, UAM-X. Publicaciones: Autor y/o coautor en 34 artículos científicos publicados y/o aceptados en revistas nacionales e internacionales (*Archivos de Medicina Veterinaria, Veterinaria México, Revista Salud Animal, Journal of AOAC International, Journal of Chromatography B, Journal Agricultural and Food Chemistry, Interciencia, Journal of Dairy Science, Bulletin Environmental and Contamination*).

Ignacio Méndez Ramírez

Ingeniero Agrónomo por la Escuela Nacional de Agricultura Chapingo, 1961. Maestro en Ciencias en Estadística, Colegio de Posgraduados, 1967. Doctor en Estadística, North Carolina State University, 1970. Profesor de varias universidades de México y el extranjero. Investigador titular en UNAM, Investigador nacional nivel 3. Ex Rector de la Universidad Autónoma de Chapingo. Ex Director IIMAS, UNAM. Alrededor de 100 artículos publicados, 520 conferencias, nueve libros, 70 tesis dirigidas de licenciatura, maestría y doctorado. Miembro de las academias: Nacional de Medicina, de Ingeniería y Mexicana de Ciencias.

Marcela Romero Zepeda

Licenciada en Nutrición de la Universidad Autónoma de Querétaro. Diplomada en Administración Hospitalaria y en Ética. Experiencia en área clínica, como nutrióloga del Hospital San Carlos (1993-1997). Organizadora de eventos académicos universitarios, con AMMAE y otras agrupaciones profesionales. Coordinadora de varios diplomados universitarios y parte de la organización de eventos académicos regionales e internacionales. Docente

Extensionista de la Licenciatura en Nutrición desde 1993 hasta la fecha, con asignaturas como Investigación Social, Bioética y Técnica Educativa. Producción y conducción de "Coma y punto", programa radiofónico de Radio Universidad, para orientación alimentaria, desde 2001 a la fecha.

María Eugenia Alonso Ramírez

Maestra en Ciencias de Salud en el Trabajo, de la Universidad Autónoma de Chihuahua, 2003. Especialidad en Medicina Social, UAM-X, 1999. Licenciada en Nutrición, UAM-X, México, D. F. 1992. Docente titular asociada C de tiempo completo y Secretaria de Extensión y Difusión Cultural de la Facultad de Enfermería y Nutriología de la Universidad Autónoma de Chihuahua, 2000 a la fecha. Coordinadora Regional del programa Educación para la salud de la familia, Gobierno del D. F. 1999-2000. Coordinadora de programas comunitarios "Atención a grupos vulnerables", Tláhuac, D. F. 1998-1999. Desarrollo de investigación en el área de Salud y Nutrición Humana. Experiencia como nutrióloga, en las áreas de comunidad, servicios de alimentación colectiva, docencia e investigación.

Reyna María Cruz Bojórquez

Licenciada en Nutrición, por la Universidad Veracruzana, Campus Veracruz. Especialidad en Docencia, Universidad Autónoma de Yucatán y Maestría en Educación Superior, Universidad Autónoma de Yucatán. Actualmente es Coordinadora de la Licenciatura en Nutrición de la Universidad Autónoma de Yucatán y profesor de carrera con categoría asociado C de tiempo completo. Es miembro del Consejo de gobierno de la AMMFEN.

Ligia Araceli Barragán Lizama

Licenciada en Nutrición, egresada del IPN, 1994. Maestra en Ciencias en Salud Poblacional, UJAT, 2004, con la tesis "La ablactación en niños de 12 a 35 meses de edad (Ra. Ixtacomitan, Centro, Tabasco)". Presidente de la Academia de Nutrición Clínica de la Licenciatura en Nutrición de la UJAT. Diplomada en Educación y en Nutrición Clínica, además de asistir a cursos y ser ponente en diversos eventos. Experiencia laboral por 14 años como docente en la Licenciatura en Nutrición de la UJAT, y experiencia en la administración por año y medio.

Verónica Ramírez Badia

Licenciada en Dietética y Nutrición egresada de la Escuela de Dietética y Nutrición del Instituto de Seguridad Social al Servicio de los Trabajadores del Estado (EDN-ISSSTE). Nutrióloga Certificada por el Colegio Mexicano de Nutriólogos. Subdirectora Administrativa de la Escuela de Dietética y Nutrición del ISSSTE. Profesor titular de la materia prácticas en administración hospitalaria. Secretaria Técnica del H. Consejo Directivo de la Escuela de Dietética y Nutrición del ISSSTE. Consultor independiente. Ha ocupado varios cargos en el Consejo de Gobierno de la AMMFEN. Participación en revistas y televisión con temas relacionados con nutrición.

Gloria Luz Noriega Riande

Licenciatura en Nutrición con Mención Honorífica, por la Facultad de Nutrición, Campus Veracruz de la Universidad Veracruzana. Especialidad en Docencia y Maestría en Educación Superior en la Universidad Cristóbal Colón. Jefe del Departamento de Nutrición del Programa de Desarrollo Rural Integrado del Trópico Húmedo, SARH. Jefe del Departamento de Nutrición en el Sistema DIF del Estado de Veracruz. Jefe del Departamento de Nutrición en el Sistema DIF del Municipio de Veracruz. Profesor de Tiempo Completo en la Facultad de Nutrición. Secretaria Académica y Directora de la Facultad de Nutrición, Campus Veracruz de la Universidad Veracruzana. Coordinadora del Programa de Seguimiento de Egresados en la Facultad de Nutrición. Coordinadora del Servicio Social de la Facultad de Nutrición.

Guillermina Juárez Villalobos

Licenciada en Nutrición con Maestría en Educación. Profesora de tiempo completo de la Facultad de Salud Pública y Nutrición de la Universidad Autónoma de Nuevo León. Profesora con Perfil deseable PROMEP. Experiencia docente de 25 años. Integrante del Cuerpo Académico en consolidación "Calidad Educativa y Desarrollo Personal y Profesional". Profesora-tutora. Integrante de la Comisión Académica y de la Comisión Legislativa de la H. Junta Directiva, FaSPyN. Integrante del Comité Organizador de los Congresos de Nutriología FaSPyN. Jurado en exámenes profesionales. Con afiliación a la AMMFEN, Colegio Mexicano de Nutriólogos y al CMN Capítulo Nuevo León. Con participación local, nacional e internacional a través de trabajos libres y exposiciones en eventos académicos. Puesto actual: Subdirectora de Planeación y Proyectos Estratégicos.

Rebeca Monroy Torres

Licenciada en Nutrición certificada por el Colegio Mexicano de Nutriólogos. Profesora investigadora de la Universidad de Guanajuato. Miembro del Sistema Nacional de Investigadores. Profesora con perfil PROMEP. Maestría en Investigación Clínica y Doctora en Ciencias Médicas por la UG. Fundadora y editora de la Revista científica electrónica de Divulgación REDICINAySA. Fundadora del Observatorio U. de Seguridad Alimentaria y Nutricional, A.C (OUSANEG). Coordinadora de la Licenciatura en Nutrición de la UG del 2007 al 2010. Miembro del Cuerpo Académico de Toxicología en Consolidación con la Línea de Investigación en Nutrición Ambiental y Seguridad Alimentaria. Fundadora y responsable del laboratorio con el mismo nombre.

Irma Patricia Polanco Medina

Licenciada en Nutrición con especialidad en Salud Pública. Maestría en Ciencias Alimentarias. Profesora de la Facultad de Nutrición de la Universidad Veracruzana. Encargada del programa de Seguimiento de egresados en la Facultad de nutrición en Xalapa. Experiencia de 25 años en nutrición clínica.

Nora Violeta Vargas Garnelo

Licenciada en Médico Cirujano y Partero por la Benemérita Universidad Autónoma de Puebla. Certificación como Médico General, 2000 en la Universidad Autónoma de Tlaxcala y Academia Nacional de Medicina. Maestría en Ciencias de la Salud Pública con especialidad en Nutrición en la Universidad Autónoma de Tlaxcala. Diplomado en Aprendizaje basado en competencias 2012 y 2013. Docente en la Licenciatura en Nutrición desde su fundación, 1999, con las asignaturas de "Morfofisiología I", "Morfofisiología II", "Crecimiento" y "Desarrollo, patología de la Nutrición I", "Patología de la Nutrición II" y "Patología de la Nutrición III", en el plan de estudios 2007. Participación en el nuevo Plan de estudios con el Modelo Humanista Integrador por Competencias desde su planeación hasta su implementación a partir del 2012. Responsable del Área de Planeación y Calidad y Responsable del programa de titulación.

Rocío Angélica Salinas Osorno

Licenciada en nutrición, UNIVA. Maestra en Nutrición Clínica, UNIVA. Candidata a Doctora en Biomedicina, UAH. Certificada level one anthropometrist (technician-restricted profile) por la International Society for the Advancement of Kinanthropometry (ISAK). Coordinadora Académica de la Licenciatura en Nutrición, UNIVA. Profesora de la Maestría en Nutrición Clínica de UNIVA. Directora de 25 tesis a nivel licenciatura y posgrado. Con 35 sinodalías de exámenes profesionales de licenciatura y posgrados. Trece ponencias impartidas. Publicaciones: Capítulo del libro *Evaluación del estado de nutrición en el ciclo vital humano*, McGraw-Hill, México, 2011. Colaboradora del libro *Modelo Nacional de Formación del Licenciado En Nutrición*, Intersistemas, México, 2012.

Amanda Peña Irecta

Licenciada en Nutrición, Universidad Autónoma Metropolitana-Xochimilco, UAM. Maestra en Nutrición Humana, Universidad Iberoamericana Santa Fé, UIA. Diplomado en Nutrición Clínica, Universidad del Valle de México (UVM) y Centro de Orientación Alimentaria (CDA). Profesora Investigadora Titular B desde 1999, Jefatura del área académica de nutrición (2005-2010), Coordinadora de Docencia del Instituto de Ciencias de la Salud desde 2012 en Universidad Autónoma del Estado de Hidalgo(UAEH), Integrante del Cuerpo Académico de Nutriología, Perfil deseable del PROMEP-SEP (2001-2014). Consultora privada.

Alpha Berenice Medellín Guerrero

Licenciada en Nutrición con Maestría en Salud Pública y especialidad en Nutrición Comunitaria. Profesora de Tiempo Completo de la Facultad de Salud Pública y Nutrición de la Universidad Autónoma de Nuevo León (FaSPyN-UANL) con perfil deseable PROMEP. Experiencia docente de 19 años. Integrante del Cuerpo Académico Consolidado de Nutrición Clínica. Integrante de la Comisión Académica y de la Comisión de Licencias y Nombramientos de la H. Junta Directiva de la FaSPyN. Afiliada al Colegio Mexicano de Nutriólogos capítulo Nuevo León y de la sociedad Internacional para el estudio de la Menopausia. Puesto actual: Subdirectora de Licenciatura de la Facultad de Salud Pública y Nutrición-UANL.

Luis Ricardo González Franco

Licenciado en Nutrición por la Universidad Autónoma de Querétaro (1995); maestro en Ciencias por el Centro de Investigación en Alimentación y Desarrollo, Sonora (2003); maestro por la Universidad Autónoma de Querétaro; docente investigador en activo desde agosto de 1993; profesor títular de las asignaturas nutriología y evaluación del estado nutricio; profesor del módulo "Gasto energético" en la maestría de nutrición humana; ex coordinador de la Licenciatura en Nutrición (2002-2003); ex coordinador de la maestría en Nutrición Humana (2004-2005), por la Universidad Anahuac Mayab; profesor investigador de tiempo completo en la escuela de nutrición desde julio de 2005; coordinador de servicio social y campos clínicos (2005-2008); responsable del Centro de Servicios Nutriológicos (2005-2008); líder del cuerpo académico Nutrición Humana y Alimentos (2007 a la fecha); docente titular de las asignaturas evaluación del estado nutricio, nutrición del individuo sano, nutrición comunitaria, dietoterapia y cálculo dietético; perito evaluador del Comité Interdisciplinario de Apoyo a la Evaluación de solicitudes de Incorporación de Nuevos Planes de Estudio de Nivel Superior para el Ciclo Escolar 2008-2009 y 2009-2010 por la Secretaría de Educación y el gobierno del estado de Yucatán; evaluador de CONCAPREN, 2007 y 2009; vocal del Comité Ejecutivo 2008-2011, CONCAPREN.

Encuesta: Nutriólogos que ejercen la consulta privada

Cuestionario núm. ______________

Encuestador: ______________

Fecha: ______________

Universidad: ______________

Datos generales

1. Nombre:

____

Apellido paterno   Apellido materno   Nombre(s)

Domicilio del consultorio

____

Calle   Núm.   Colonia

____

C. P.   Municipio o delegación   Estado

____

País   Teléfono   Fax

____

Corrreo electrónico

2. Edad ______________

3. Género

Femenino ☐   Masculino ☐

4. Estado civil

Soltero ☐   Casado ☐   Otro ☐   Especifique: ______________

5. Escuela o facultad donde realizó los estudios de la licenciatura en Nutrición

____

6. Fecha de ingreso

Mes ______________   Año ______________

Fecha de egreso

Mes ____________ Año ____________

7. ¿En qué campo profesional realizó su servicio social?

- ☐ Nutrición poblacional (comunitaria)
- ☐ Servicios de alimentos
- ☐ Nutrición clínica
- ☐ Tecnología alimentaria
- ☐ Otros ¿Cuáles? ____________

8. ¿Está titulado actualmente?

☐ Sí ☐ No ☐ En proceso

8.1. ¿Cuenta con cédula profesional?

☐ Sí ☐ No ☐ En proceso

9. ¿Asesora o ha apoyado a estudiantes de la licenciatura en Nutrición para ejercer la consulta privada?

☐ Sí ☐ No

Educación

10. ¿Cuáles son los conocimientos, habilidades, actitudes y valores más importantes que requieren los nutriólogos para el desempeño profesional en la consulta privada?

Conocimientos	*Habilidades*
____________	____________
____________	____________
____________	____________
____________	____________
____________	____________
____________	____________
____________	____________
____________	____________
____________	____________
____________	____________

Actitudes	*Valores*

10.1. ¿En qué grado, la universidad le dio esta formación?

☐ Muy alto ☐ Alto ☐ Medio ☐ Bajo ☐ Muy bajo

11. En la consulta privada, ¿trabaja interdisciplinariamente con otros profesionales?

☐ Sí ☐ No

11.1. ¿Cuáles?

☐ Médico

☐ Enfermera

☐ Psicólogo

☐ Otro ¿Cuáles? ______________________

11.2. Si trabaja con médicos, en caso de que sean especialistas especifique en qué área.

____

____

____

12. ¿Ha realizado algún curso de posgrado?

☐ Sí ☐ No

☐ Especialización

☐ Maestría

☐ Doctorado

Nombre del posgrado: ____________________

____

Institución: ____________________

____

13. ¿Ha realizado en el último año uno o más cursos de 20 horas o más para mejorar el ejercicio de la consulta privada?

☐ Sí ☐ No

Mencione los cursos más importantes:

1. Nombre del curso: ____________________

____

Institución: ____________________

____

2. Nombre del curso: ____________________

____

Institución: ____________________

____

3. Nombre del curso: ____________________

____

Institución: ____________________

____

Trayectoria laboral

14. ¿Cuáles son **los tres motivos** más importantes por los que ejerce la consulta privada? Señálelos en orden de importancia

1. ____________________
2. ____________________
3. ____________________

15. ¿Al concluir sus estudios buscó empleo?

☐ Sí ☐ No

15.1. En caso negativo, especifique ¿por qué?

____

____

____

16. ¿Cuánto tiempo tardó en ejercer en la consulta privada después de egresar de la universidad?

- ☐ Menos de un mes
- ☐ De uno a menos de tres meses
- ☐ De tres a menos de seis meses
- ☐ De seis meses a menos de un año
- ☐ De uno a tres años
- ☐ De tres años en adelante

17. ¿En qué campos profesionales del nutriólogo se ha desempeñado?

- ☐ Nutrición poblacional (comunitaria)
- ☐ Servicios de alimentos
- ☐ Nutrición clínica
- ☐ Tecnología alimentaria
- ☐ Otro ¿Cuál? ____________________

18. ¿Ha estado desempleado en su profesión?

☐ Sí ☐ No

18.1. ¿Cuál ha sido el periodo más largo?

____

____

____

19. ¿Cuáles han sido los tres motivos principales de desempleo? Señálelos en orden de importancia.

1. ____________________________________
2. ____________________________________
3. ____________________________________

Consulta privada

20. ¿Ejerce la consulta privada como empleo principal o secundario? (El empleo principal es al que dedica más tiempo)

☐ Principal ☐ Secundario

21. En caso de ser empleo secundario, ¿cuál es su empleo principal?

____

____

____

22. ¿Cuánto tiempo tiene ejerciendo la consulta privada de manera continua?

____

____

____

23. ¿Cuántas horas en promedio a la semana le dedica a la consulta privada?

____

____

____

24. ¿Tiene trabajadores a su cargo dentro de la consulta privada?

☐ Sí ☐ No ¿Cuántos? ______________

24.1 ¿Cuántos nutriólogos? ______________

25. ¿Está satisfecho en su trabajo de consulta privada?

☐ Sí ☐ No

25.1. ¿Cuál es el grado de satisfacción?

☐ Muy alto ☐ Alto ☐ Medio ☐ Bajo ☐ Muy bajo

25.2. Indique **los tres motivos** principales en orden de importancia.

1. ____
2. ____
3. ____

26. Grado en que las actividades desempeñadas tienen relación con su formación académica:

☐ Muy alto ☐ Alto ☐ Medio ☐ Bajo ☐ Muy bajo

27. ¿Cuáles son **los tres motivos** principales por los que acuden los usuarios a recibir atención nutriológica? Señálelos en orden de importancia.

1. ____________________
2. ____________________
3. ____________________

28. ¿Cuáles son las tres dificultades principales a las que se enfrenta el nutriólogo en la consulta privada? Señálelas, de manera general en orden de importancia.

1. ____________________
2. ____________________
3. ____________________

Sobre la consulta

29. ¿Cuál es el costo de la consulta?

29.1. Primera vez $ ____________

29.2. Subsecuente $ ____________

30. ¿Cuál es su ingreso mensual promedio de la consulta privada?

$ ____________

30.1. ¿Cuál es la utilidad promedio neta?

$ ____________

31. ¿Cuál es el tiempo promedio que dura la consulta?

31.1. Primera vez ____________

31.2. Subsecuente ____________

32. ¿Cuántas consultas promedio tiene a la semana?

____

33. Señale en orden de importancia los aspectos de la alimentación por los que los pacientes acuden a recibir atención nutriológica:

El número 1 debe corresponder al más importante.

- ☐ Trastornos alimentarios (anorexia, bulimia y trastorno alimentario no especificado)
- ☐ Diabetes
- ☐ Alimentación infantil
- ☐ Obesidad
- ☐ Hipertensión arterial
- ☐ Incremento de peso
- ☐ Enfermedades renales
- ☐ Alimentación durante el embarazo
- ☐ Enfermedades hepáticas
- ☐ Alimentación familiar
- ☐ Enfermedades oncológicas
- ☐ Desnutrición
- ☐ Otras

¿Cuáles? ______________________________

34. ¿Qué equipo y material considera indispensable para otorgar un buen servicio de nutriología en el consultorio?

______________________ ______________________

______________________ ______________________

______________________ ______________________

______________________ ______________________

Sobre el consultorio

35. ¿El consultorio es?

☐ Propio ☐ Rentado

36. ¿Qué requisitos tuvo que cumplir para ejercer la consulta privada?

____

____

____

37. ¿Con qué equipo y material cuenta para la consulta?

- ☐ Báscula clínica
- ☐ Estadímetro
- ☐ Infantómetro
- ☐ Báscula pesa bebé
- ☐ Plicómetro
- ☐ Otros
- ☐ Analizador de composición corporal
- ☐ Impresora
- ☐ Cinta para medir circunferencia
- ☐ Réplica de alimentos
- ☐ Computadora

¿Cuáles? ______________________________

38. ¿Qué Normas Oficiales Mexicanas considera de utilidad para la consulta privada?

____

____

____

39. ¿Cuáles considera las tres ventajas y desventajas más importantes de trabajar en la consulta privada?

El número 1 debe corresponder al más importante.

Ventajas	*Desventajas*
1. ______________	1. ______________
2. ______________	2. ______________
3. ______________	3. ______________

40. ¿Tuvo asesoría para instalar su consultorio?

☐ Sí ☐ No

40.1. En caso afirmativo, ¿de quién?

____

____

____

41. ¿Pertenece a alguna asociación profesional?

☐ Sí ☐ No

¿Cuál? ______________________________

42. ¿Está usted certificado por alguna asociación o colegio?

☐ Sí ☐ No

¿Cuál? ____________________

43. ¿Por qué medios son referidos sus pacientes? Señálelos en orden de importancia.

El número 1 debe corresponder al más importante.

☐ Médico
☐ Colegas
☐ Pacientes
☐ Conocidos
☐ Publicidad
☐ Otros Especifique ____________________

44. ¿Mantiene contacto regularmente con su escuela?

☐ Sí ☐ No

44.1. En caso de responder que sí, ¿con qué fines?

☐ Hacer uso de instalaciones y equipo
☐ Biblioteca
☐ Documentación
☐ Ofrecer cursos
☐ Bolsa de trabajo
☐ Asistencia a cursos o eventos
☐ Otras Especifique ____________________

45. ¿Qué sugerencias tiene hacia las instituciones de educación superior para mejorar la formación profesional de los licenciados en Nutrición?

____

____

____

¡¡¡GRACIAS POR PARTICIPAR EN NUESTRO ESTUDIO!!!

BIBLIOGRAFÍA

Alcocer, María C., *Reflexiones sobre filosofía y ética*, Talleres Gráficos del Gobierno del estado de Querétaro, México, 2004.

Andrien, M. y I. Beghin, *Nutrición y comunicación*, trad. de Teresa Ochoa, UIA, México, 2001.

Antón, Busquets M., *Legislación ética y profesional*, Ediciones de la Universidad de Barcelona, 1997.

Arellano, José S. y Eduardo González, *Estudios de filosofía, política, ética y epistemología*, Serie Filosofía Ediciones, UAQ, México, 2011.

Asociación Mexicana de Miembros de Facultades y Escuelas de Nutrición (AMMFEN), *Los nutriólogos en México. Seguimiento de egresados*, Trillas, México, 1996.

——, *Los nutriólogos en México. Un estudio de mercado laboral*, Trillas, México, 2006.

——, *Los empleadores de los nutriólogos en México*, Trillas, México, 2010.

——, *Los nutriólogos en México. Seguimiento de egresados*, Trillas, México, 2010.

Berlinguer, Giovanni, *Ética de la Salud*, Lugar, Buenos Aires, 2009.

Código de Ética Profesional del Nutriólogo, Colegio Mexicano de Nutriólogos, s/f.

Colegio Mexicano de Nutriólogos, *Código de Ética del Nutriólogo*, revisado el 3 de marzo de 2013 en: <http://www.cmn.org.mx/documents/Codigo_de_etica.pdf>.

Crocker, R., L. Cuevas, C. Hunot, y cols., *Desarrollo curricular y competencias profesionales integradas*, 2a. ed., Universidad de Guadalajara, México, 2009.

Diario Oficial de la Federación. Órgano del Gobierno Constitucional de los Estados Unidos Mexicanos, tomo DCXCVII, núm. 9, México, D. F., jueves 13 de octubre de 2011.

Gaceta Oficial, Órgano del Gobierno de Veracruz-Llave, *Ley del ejercicio profesional para el Estado de Veracruz de Ignacio de la Llave*, 24 de diciembre de 1964. Última reforma, 26 de diciembre de 2003.

Golub, Edward, *Los límites de la medicina. Cómo la ciencia moldea nuestra esperanza de curación*, Andrés Bello, Chile, 1996.

González, Danelli, *Mercadotecnia y sociedad: Responsabilidad social y ética de la mercadotecnia*, Universidad Autónoma de Baja California, México, 2006.

González, L., "Nuevas relaciones entre educación, trabajo y empleo en la década de los 90 [versión electrónica]", *Revista Iberoamericana de Educación*, recuperado el 26 de mayo de 2013 en <http://www.campus-oei.org/oeivirt/rie02a03.htm>.

Kraus, Arnoldo y Antonio Cabral, *La Bioética*, Tercer Milenio, México, 1999.

Ley Reglamentaria del Artículo 5° Constitucional, Relativo al Ejercicio de las Profesiones en el Distrito Federal. Nueva Ley publicada en el *Diario Oficial de la Federación* el 26 de mayo de 1945 (texto vigente). Última reforma publicada en el *Diario Oficial de la Federación* del 19 de agosto de 2010.

Ley Reglamentaria del Ejercicio Profesional de Chiapas. Publicación núm. 3033-A-2006.

Ley de Profesiones para el Estado de Chihuahua, Periódico oficial del estado de Chihuahua, núm. 104, 27 de diciembre de 1997.

Ley del Ejercicio Profesional para el Estado de México, Gaceta del Gobierno del Estado de México, 29 de enero de 1976.

Ley del Ejercicio Profesional para el Estado de Hidalgo, Periódico oficial del Gobierno del Estado de Hidalgo. Decreto núm. 234, lunes 13 de diciembre de 2001.

Ley para el Ejercicio de las Profesiones del Estado de Jalisco. Decreto núm. 17140, Congreso del estado, 27 de enero de 1998, revisada y actualizada el 25 de febrero de 2004.

Ley de Profesiones del Estado de Nuevo León, Periódico Oficial de Estado, 25 de julio de 1984. Última reforma, 17 de febrero de 1999.

Ley del Ejercicio Profesional para el Estado de Querétaro, Periódico Oficial del Estado de Querétaro. Decreto núm. 234, viernes 11 de junio de 1999.

Ley de Profesiones del Estado de Sinaloa, Periódico Oficial, Decreto núm. 139, 24 de marzo de 2004.

Ley de Profesiones del Estado de Sonora, Boletín Oficial del Estado de Sonora, 18 de marzo de 2008.

Ley del Ejercicio Profesional del Estado de Tamaulipas, Documento de Consulta del H. Congreso del Estado de Tamaulipas LIX Legislatura. Última reforma aplicada el 12 de diciembre de 2002.

Linares, P., S. Rocha y L. Garibay, "Elementos bioéticos para la formación profesional en América Latina. Una revisión desde la investigación y las políticas públicas", **9(1)**: 1-6, 2012.

Lucas, R., *Bioética para todos*, Trillas, México, 2003.

Luna, Florencia, *Ensayos de bioética. Reflexiones desde el Sur*, Biblioteca de Ética, Filosofía del Derecho y Política, México, 2001.

Modificación a la Norma Oficial Mexicana NOM-030-SSA2-1999 para la prevención, tratamiento y control de la hipertensión arterial, para quedar como Norma Oficial Mexicana NOM-030-SSA2-1999 para la prevención, detección, diagnóstico, tratamiento y control de la hipertensión arterial sistémica, *Diario Oficial de la Federación*, 31 de mayo de 2010.

Neumann, Erich, *Psicología profunda*, Psicología Alianza Editorial, Madrid, 2007.

———, *Psicología profunda y nueva ética*, Psicología Alianza Editorial, España, 2007.

NOM-005-SSA3-2010 que establece los requisitos mínimos de infraestructura y equipamiento de establecimientos para la atención médica de pacientes ambulatorios. *Diario Oficial de la Federación*, 16 de agosto de 2010.

NOM-197-SSA1-2000 que establece los requisitos mínimos de infraestructura y equipamiento de hospitales y consultorios de atención médica especializada, *Diario Oficial de la Federación*, 17 de abril de 2000.

NOM-004-SSA3-2012 del expediente clínico, *Diario Oficial de la Federación*, 15 de octubre de 2012.

NOM-015-SSA2-1994 para la prevención, tratamiento y control de la diabetes mellitus en la atención primaria, *Diario Oficial de la Federación*, 18 de enero de 2001.

NOM-008-SSA3-2012 para el tratamiento integral del sobrepeso y la obesidad, *Diario Oficial de la Federación*, 4 de agosto de 2010.

NOM-007-SSA2-1993 para la atención de la mujer durante el embarazo, parto y puerperio y del recién nacido. Criterios y procedimientos para la prestación del servicio, *Diario Oficial de la Federación*, 6 de enero de 1995.

NOM-035-SSA2-2002 para la prevención y control de enfermedades en la perimenopausia y posmenopausia de la mujer. Criterios para brindar la atención médica, *Diario Oficial de la Federación*, 28 de febrero de 2003.

NOM-031-SSA2-1999 para la atención a la salud del niño, *Diario Oficial de la Federación*, 9 de febrero de 2001.

NOM-009-SSA2-1993 para el fomento de la salud del escolar.

NOM-197-SSA1-2000 que establece los requisitos mínimos de infraestructura y equipamiento de hospitales y consultorios de atención médica especializada. Disponible en: <http://www.salud.gob.mx/unidades/cdi/nom/197ssa10.html>.

NOM-043-SSA2-2012 para los Servicios básicos de salud. Promoción y educación para la salud en materia alimentaria. Criterios para brindar orientación.

Pale, Luz E. y AMMFEN, *Modelo nacional de formación del licenciado en nutrición*, Intersistemas, México, 2012.

Pellegrino, E., "Bioethics and virtueethics: An interview", *Rev. Bioet. Latinoam.*, **10(1)**: 46-52, 2012.

Reglamento de la Ley de Profesiones para el Estado de Guanajuato, *Periódico oficial del Gobierno del Estado de Guanajuato*, núm. 134, cuarta parte, 22 de agosto de 2011.

Reglamento de la Ley General de Salud en materia de prestación de servicios de atención médica, Nuevo Reglamento publicado en el *Diario Oficial de la Federación* el 14 de mayo de 1986 (texto vigente). Última reforma publicada en el *Diario Oficial de la Federación*, 4 de diciembre de 2009.

Rojas E., *El Hombre Light: Una vida sin valores*, Planeta, México, 2005.

Sartori G., *Homo Videns: La sociedad teledirigida*, Punto de Lectura, México, 2006.

Sánchez, Olga N., *¿Por qué comemos?*, Marte, México, 2004.

Savater, Fernando, *Ética para Amador*, Ariel, Barcelona, 1991.

Segunda Ley General de Salud. Nueva Ley publicada en el *Diario Oficial de la Federación* el 7 de febrero de 1984, texto vigente, última reforma publicada en el *Diario Oficial de la Federación*, 30 de diciembre de 2009.

Secretaría de Salud, *Observatorio de los Recursos Humanos para la Salud. Marco legal que regula los recursos humanos para la salud*, revisado el 3 de marzo de 2013 en: <http://www.salud.gob.mx/unidades/dges/documentos.php?type=page&id=2>.

Secretaría de Salud, PROY-NOM-030-SSA3-2011, que establece las características arquitectónicas para facilitar el acceso, tránsito, uso y permanencia de las personas con discapacidad en establecimientos para la atención médica ambulatoria y hospitalaria del Sistema Nacional de Salud, *Diario Oficial de la Federación*, 21 de febrero de 2012.

____, PROY-NOM-037-SSA2-2010 para la prevención, tratamiento y control de las dislipidemias, *Diario Oficial de la Federación*, 2 de febrero de 2012.

Ugarte Pérez, Francisco Javier, *La administración de la vida. Estudios Biopolíticos*, "Las dos caras de la biopolítica", Anthropos, España, 2005.

Werner, Klaus y Hans Weiss, *El Libro Negro de las Marcas*, Debolsillo, México, 2006.

Páginas de internet

<http://www.cofepris.gob.mx/cofepris/Paginas/Historia.aspx>, consultado 29 de noviembre de 2012.

<http://www.cofepris.gob.mx/TyS/Paginas/Formatos.aspx>, consultado 29 de noviembre de 2012.

<http://www.sat.gob.mx/6_388.html>, consultado 30 de noviembre de 2012.

www.ingramcontent.com/pod-product-compliance
Lightning Source LLC
La Vergne TN
LVHW050820061126
851857LV00012B/905
* 9 7 8 6 0 7 1 7 2 0 9 7 9 *